W0326304

Scintille Feltrinelli

Antonella Viola

IL TEMPO DEL CORPO

Il sole, il sonno e il ritmo della vita

© Giangiacomo Feltrinelli Editore Milano
Prima edizione in "Scintille" maggio 2024

Stampa Grafica Veneta S.p.A. di Trebaseleghe – PD

ISBN 978-88-07-17439-1

FSC
www.fsc.org
MISTO
Carta
da fonti gestite in
maniera responsabile
FSC® C021883

GRAFICA VENETA
CARBON NEUTRAL

Questo libro è stampato da Grafica Veneta S.p.A.
con un processo di stampa e rilegatura certificato 100% carbon neutral
in accordo con PAS 2060 BSI

www.feltrinellieditore.it
Libri in uscita, interviste, reading,
commenti e percorsi di lettura.
Aggiornamenti quotidiani

IL RAZZISMO
È UNA
BRUTTA STORIA.
razzismobruttastoria.net

Il tempo del corpo

A mio padre

Introduzione

Questo libro parla di tempo e orologi. Ma non quelli a cui potremmo pensare, la costante ossessione delle nostre vite frenetiche in affanno tra lavoro, scadenze, casa e figli. E non è neanche un altro libro sul tempo che passa, sui segni che lascia sul corpo e nell'anima.

Il tempo narrato in questo libro è un tempo più intimo, profondo, essenziale. Esistenziale. È il nostro tempo: il tempo del nostro corpo che vibra in sintonia con il pianeta.

I ritmi circadiani sono oscillazioni delle funzioni del corpo. Il sonno, la temperatura corporea, la fame, le difese immunitarie e persino il dolore hanno una cadenza segnata dal più antico e meraviglioso orologio del mondo: l'alternanza di luce e buio.

Il Sole, con le sue albe e i suoi tramonti, ha da sempre dettato il ritmo della vita sulla Terra e quel ritmo vitale si è tramandato da vivente a vivente fino ad arrivare a noi. E leggendo questo libro scopriremo che riuscire a vivere assecondando il nostro tempo, sincronizzando i ritmi circadiani che risuonano dentro di noi, è fondamentale per ritrovare benessere ed equilibrio.

Questo testo segna anche la fine di un mio percorso editoriale dedicato alla prevenzione. Un viaggio intorno agli stili di vita che ha toccato i temi che ritengo più importanti per la nostra salute, come l'alimentazione, l'attività fisica, le sane abitudini ma anche gli screening, i vaccini e la medicina genere-specifica.

In queste pagine dedicate alla ricerca dell'equilibrio affronto uno dei temi più affascinanti: l'importanza del sonno e della sincronizzazione dei nostri orologi biologici.

A chi mi chiede quali siano le regole da seguire per mantenersi in salute rispondo sempre che la regola numero uno è dormire 7-8 ore per notte. È tanto, lo so. È un terzo del tempo della nostra giornata, tempo sottratto all'amore, ai viaggi, agli amici e a tutto ciò che ci appassiona. Ma non è un tempo sprecato. E, soprattutto, non è negoziabile.

Dormire è essenziale per moltissime funzioni necessarie a mantenerci in salute, dalla riparazione dei danni che abbiamo subìto durante il giorno al consolidamento della memoria, ossia quel processo che trasforma l'esperienza in ricordo.

Ma non è solo la memoria del cervello a consolidarsi di notte, mentre dormiamo. Anche la memoria immunologica, quella che ci permette di difenderci da virus e batteri, matura durante il riposo, e non a caso la perdita di sonno è associata a una maggiore suscettibilità alle infezioni.

Il tempo dedicato a dormire è quindi un tempo buono e importante e, come tale, va tutelato, a tutte le età.

In queste pagine ho tentato di spiegare il perché. L'ho fatto come sempre guidata dal mio Virgilio, la ricerca scientifica seria e rigorosa ma anche creativa e sorprendente. Una guida difficile da seguire perché veloce, instancabile. E, per quanto io abbia cercato di stare sempre al suo passo raccontando i risultati più nuovi e le ipotesi più aggiornate, sono certa che tanto è rimasto indietro e per questo chiedo scusa.

Quello che importa, però, è che il concetto di tempo biologico e ritmo circadiano entri nelle nostre vite e ci aiuti a riorganizzare le giornate in modo da concedere al nostro corpo il tempo di cui ha bisogno.

Oltre a raccontare cosa sono e come funzionano i ritmi circadiani, in questo libro affronto anche argomenti molto vicini alla nostra vita quotidiana o, per meglio dire restando in tema, circadiana.

Gran parte del libro è dedicata al sonno: non solo alla sua misteriosa funzione e ai ritmi che lo caratterizzano, ma anche a quello che accade mentre dormiamo, sogni inclusi. E naturalmente, avendo in mente la prevenzione e il benessere, non poteva mancare il tema dell'insonnia, un'autentica emergenza che oggi colpisce non solo le persone anziane ma persino i ragazzini. La speranza è che le indicazioni della scienza riportate nel libro possano aiutare gli insonni, almeno quelli occasionali, a riflettere sull'importanza di riconoscere e modificare le abitudini sbagliate, per tutelare le ore del riposo e proteggerle dal disordine circadiano tipico delle nostre vite.

Un altro tema che ho scelto di affrontare è quello del ruolo dei ritmi circadiani nel dolore, nella malattia e nella cura. La cronomedicina è una scienza giovane e immatura, ma sicuramente affascinante e di frontiera, e sono certa che la medicina del futuro dovrà trovare il modo di ripensare i suoi schemi e spostarsi dal concetto di cura di una malattia a quello di cura di un essere vivente in equilibrio con il mondo.

Infine, il tema delle differenze. Sappiamo bene che la percezione del tempo cambia con il passare degli anni: gli infiniti giorni dei bambini trascorrono più lentamente rispetto ai frenetici mesi degli adulti e agli anni liquidi degli anziani. Ma anche il ritmo biologico, il nostro cronotipo, cambia continuamente insieme a noi, trasformando un ragazzino dormiglione in un anziano, che si sveglia all'alba, con il sorgere del Sole.

Una delle differenze più affascinanti è quella tra i ritmi

circadiani degli uomini e quelli delle donne. Non ne sappiamo, in verità, ancora molto, ma i primi esperimenti suggeriscono qualcosa che in fondo abbiamo sempre intuito: il tempo delle donne batte a un ritmo diverso rispetto a quello degli uomini, e nei prossimi anni forse queste scoperte ci aiuteranno a muoverci più correttamente verso quella medicina genere-specifica che deve essere la medicina del futuro.

La conclusione del libro è dedicata a un'analisi puntuale dei nostri stili di vita e dei loro effetti sul nostro equilibrio e sulla nostra salute. Il jet lag sociale, un'espressione che indica il disallineamento delle nostre abitudini dai nostri orologi interni, è un tema molto importante legato non solo alle scelte personali ma spesso all'organizzazione del lavoro e della società. Come sempre, la conoscenza non ci obbliga a cambiare abitudini, ma ci rende liberi di scegliere consapevolmente ciò che è meglio per noi.

Una volta, ero una ragazzina, un amico mi chiese che cosa desiderassi raggiungere nella vita. Con un po' dell'enfasi, dell'esaltazione e dell'autocompiacimento tipici di un'adolescente, risposi: vibrare in sintonia con l'universo. In quel momento non sapevo nulla di ritmi circadiani o tempo del corpo e la mia frase si riferiva probabilmente al desiderio di sentirmi sempre e comunque in armonia, ovunque io fossi.

Oggi però credo di poter dare un altro significato a quel desiderio espresso tanti anni fa, un significato più molecolare ma non per questo meno romantico. Il tempo che è in me, il ritmo che mi muove, è il ritmo stesso della vita: lo sento battere nelle foglie che si muovono verso il Sole, nei fiori che si aprono e si chiudono, nei canti e nei voli degli uccelli. E grazie a questi nuovi occhi ho capito che, per poter vibrare in sintonia con l'universo, devo prima di tutto vivere il tempo del mio corpo.

1.
Il ritmo della vita

"La fortuna ha giocato un ruolo enorme nel determinare il mio successo, come quello di tutti. Una parte sostanziale di questa fortuna è stata di trovarmi nel posto giusto al momento giusto." Così disse Michael Rosbash quando, nel 2017, ricevette il premio Nobel per la Fisiologia o la Medicina, premio condiviso con Jeffrey C. Hall e Michael W. Young per la scoperta dei meccanismi molecolari che controllano i ritmi circadiani. E, soprattutto in lingua originale, la frase *being at the right time* suona come un richiamo non casuale all'importanza della ricerca a cui Rosbash ha dedicato tutta la sua vita: il tempo del corpo.

1.1 Il ritmo del Sole

Ciò che rende possibile la vita sul pianeta Terra è l'energia fornita dalla nostra stella, il Sole. Per crescere, muoversi o riprodursi, ogni organismo vivente richiede e consuma energia: gli animali carnivori ottengono nutrienti ed energia mangiando altri animali, spesso erbivori, i quali a loro volta si nutrono di organismi vegetali che, attraverso la fotosintesi clorofilliana, utilizzano la luce del Sole per trasformare l'acqua e l'anidride carbonica in materia organica ed energia disponibili per se stessi e per tutti gli animali.

La vita sulla Terra è quindi legata all'energia solare da sempre, sin dai primi organismi che hanno dato il via all'evoluzione. E il Sole, con le sue albe e i suoi tramonti, ha segnato il ritmo della vita di tutti i viventi, umani inclusi.

I ritmi circadiani sono dei cambiamenti di tipo fisico e comportamentale che seguono uno schema ripetuto nelle 24 ore (da cui il termine "circadiano", che significa, appunto, "intorno al giorno"). Questi cambiamenti, che si ripetono con una ciclicità abbastanza costante, rispondono principalmente all'alternanza di luce e buio e sono regolati da una sorta di orologio biologico interno.

Gli orologi circadiani si sono infatti evoluti in risposta ai cambiamenti quotidiani nell'illuminazione dovuti alla rotazione della Terra. In un determinato ambiente terrestre, probabilmente in una zona temperata del pianeta, l'alternanza di alba e tramonto ripetuta regolarmente ha permesso l'evoluzione di orologi molecolari sensibili alla luce, che consentono agli organismi di anticipare i cambiamenti quotidiani nel loro ambiente. In altre parole, è accaduto che la costante ripetizione di un evento (il sorgere e il calare del Sole) ha fatto sì che gli organismi fossero in grado di essere preparati a quell'evento. Immaginate di trasferirvi in un nuovo quartiere e scoprire che il postino arriva regolarmente tra le 9.00 e le 9.30. Magari le prime volte vi coglierà impreparati mentre siete sotto la doccia o ancora in pigiama, ma dopo un po' riuscirete ad anticipare questo evento e farete in modo di trovarvi nelle condizioni di poter aprire la porta di casa. Ecco, qualcosa di simile è accaduto agli organismi viventi nei lunghi tempi dell'evoluzione: ci siamo preparati ad assecondare il ritmo circadiano e a sfruttarlo al meglio per svolgere le nostre funzioni essenziali, nutrirci e riprodurci.

1.2 *Una scoperta appassionante*

L'adattamento degli organismi all'ora del giorno così come i loro cambiamenti ritmici e circadiani sono ormai documentati da molto tempo grazie all'osservazione dei movimenti delle foglie e dei fiori delle piante.

Nel suo libro intitolato *Storia delle piante*, il filosofo dell'antica Grecia Teofrasto, considerato oggi uno dei padri della botanica, racconta di un albero che "si chiude di notte, ma si apre all'alba, e a mezzogiorno è completamente spiegato; e di nuovo alla sera si chiude a poco a poco e rimane chiuso di notte, e gli indigeni dicono che va a dormire". Secondo alcuni studiosi l'albero in questione era un tamarindo, ma sappiamo bene che non è il solo a mostrare una chiara ritmicità legata all'alternarsi del giorno e della notte. Anche le foglie delle piante di mimosa si chiudono di notte e si aprono con l'arrivo del giorno e, proprio con questa pianta, nel 1729 l'astronomo francese Jean-Jacques Dortous de Mairan diede il via alla sperimentazione nel settore dei ritmi circadiani. Egli pose al buio una pianta di mimosa e osservò che le foglie continuavano ad aprirsi e a chiudersi nel momento opportuno della giornata, suggerendo così un'origine endogena del ritmo quotidiano. Circa duecento anni dopo, il fisiologo vegetale tedesco Erwin Bünning, considerato il pioniere nello studio dei ritmi circadiani, misurò con uno strumento le oscillazioni delle foglie di piante di fagiolo e notò che il ritmo del movimento delle foglie persisteva, pur con qualche imprecisione, anche in condizioni di luce costante. Era un esperimento che sollevava quindi una domanda nuova e sorprendente: gli adattamenti degli organismi viventi sono risposte agli stimoli esterni o sono dettati da un orologio interno? Il dubbio se i comportamenti circadiani osservati nelle piante e negli animali fossero governati da un orologio endogeno o fossero la reazione a stimoli esterni di natura circadiana sarebbe stato oggetto di accesi dibattiti per decenni.

La teoria dell'esistenza di un orologio circadiano endogeno si sarebbe finalmente affermata nel XX secolo grazie al moscerino della frutta *Drosophila melanogaster*. Nel 1971, Seymour Benzer e Ronald Konopka identificarono infatti dei moscerini della frutta mutanti che mostravano alterazioni comportamentali nel normale ciclo di 24 ore. Venne così identificato il gene chiamato *period*, successivamente isolato e studiato da Hall, Rosbash e Young. La ricerca è andata avanti per capire il funzionamento della proteina prodotta da questo gene e per identificare tutti gli altri, inclusi quelli che regolano i ritmi circadiani dei mammiferi.

Si è così compreso che esistono diverse proteine che, interagendo tra loro in maniera complessa, fungono da oscillatori circadiani all'interno delle singole cellule e controllano la ritmicità di vari parametri fisiologici come il sonno, la temperatura corporea, il rilascio di ormoni, la pressione sanguigna e il metabolismo.

1.3 Come funzionano gli orologi biologici?

La scienza ritiene che i ritmi circadiani siano antichi e si siano conservati durante l'evoluzione. Sono presenti non solo in tutti gli organismi multicellulari, inclusi funghi, piante e animali, ma anche in forme di vita unicellulari, come i cianobatteri e i protozoi. E, in effetti, il primo orologio circadiano potrebbe essere appartenuto proprio ai batteri in grado di catturare l'energia luminosa per ottenere energia vitale attraverso la fotosintesi. Nei cianobatteri fotosintetici, ritenuti i probabili responsabili dell'ossigenazione dell'atmosfera, questi orologi circadiani hanno verosimilmente ottimizzato l'attività metabolica indotta dalla radiazione solare.[1] Poiché, però, gli orologi circadiani batterici sono diversi da quelli degli animali, così come sono diversi da quelli delle piante, è probabile che i ritmi circadiani siano emersi più volte durante il lungo viaggio dell'evoluzione dei viventi. Secondo alcuni scienziati, nell'evoluzione dei meccanismi molecolari responsabili dei ritmi circadiani, in aggiunta all'ottimizzazione del metabolismo può aver giocato un ruolo importante anche la necessità delle cellule di difendersi dal danno al DNA indotto dalla radiazione solare (ipotesi nota come "fuga dalla luce"). Secondo il premio Nobel Rosbash, questa ipotesi spiegherebbe per esempio la sensibilità di alcuni orologi biologici alla luce blu, una lunghezza d'onda della radiazione solare capace di danneggiare il DNA e di penetrare a notevoli profondità nell'oceano.

Qualunque sia l'origine di questi ritmi circadiani, la capacità di anticipare i cambiamenti costanti dell'ambiente – primo fra tutti quello della presenza o dell'assenza di luce – ha permesso agli organismi di ottimizzare le risposte metaboliche e fisiologiche.

Quello delle foglie che si aprono all'alba è un esempio chiarissimo di come una pianta anticipi l'arrivo dell'energia luminosa e si prepari per sfruttarla al meglio. Ma anche negli animali esistono risposte che anticipano il ritmo del Sole, come per esempio la secrezione dell'ormone cortisolo, che avviene in tutti noi nelle prime ore del mattino grazie all'atti-

[1] Per attività metabolica, o metabolismo, si intende l'insieme di reazioni chimiche che permettono la vita degli organismi. Le tre funzioni principali del metabolismo sono: la produzione di energia disponibile per le funzioni cellulari (attraverso la trasformazione dell'energia del cibo o di quella solare); la creazione degli elementi costitutivi delle cellule (proteine, lipidi, acidi nucleici e alcuni carboidrati); e, infine, l'eliminazione dei rifiuti.

vazione delle ghiandole surrenali e ci consente di mettere in azione il corpo e la mente nel momento in cui ci svegliamo.

Ma come fanno le cellule a seguire un ritmo nella loro attività? La risposta non è semplice e una spiegazione dettagliata va ben oltre lo scopo di un saggio divulgativo. Tuttavia, possiamo immaginare questi orologi molecolari come dei congegni fatti di geni e proteine che si autoregolano interagendo fra loro. Avremo quindi dei meccanismi che ricevono gli stimoli esterni, come appunto la luce ma non solo (gli stimoli che regolano i ritmi circadiani sono chiamati *Zeitgeber*, che in tedesco significa letteralmente "portatori di tempo"), dei generatori di oscillazione ritmica e dei meccanismi che collegano gli oscillatori con i processi fisiologici come il rilascio degli ormoni, il controllo della temperatura corporea, le risposte immunitarie o la digestione.

1.4 I ritmi circadiani

Se finora vi siete fatti l'idea che nel nostro corpo il sistema circadiano sia come un orologio a pendolo che oscilla regolarmente nelle 24 ore, siete fuori strada: il sistema circadiano di un essere pluricellulare come siamo noi umani somiglia più a un enorme negozio di orologi che a un singolo pendolo. Il che pone un grosso problema: la sincronizzazione.

Il programma circadiano del nostro corpo è infatti regolato sia a livello centrale sia periferico, ovvero a livello dei vari organi e tessuti. Negli esseri umani, così come negli altri mammiferi, esiste un orologio principale (*master clock*) situato nel nucleo soprachiasmatico (SCN) dell'ipotalamo, una specifica regione del cervello. Questo *master clock* funziona come una sorta di pacemaker che detta il ritmo a tutti gli altri orologi periferici. È dalla retina dei nostri occhi, cui è direttamente collegato, che riceve informazioni circa la presenza o l'assenza di radiazione solare. Abbiamo infatti già ricordato che i ritmi circadiani si sono evoluti in risposta all'alternanza di albe e tramonti e quindi al costante ripetersi di periodi di buio e di luce sulla Terra. La connessione dell'ipotalamo con gli occhi permette al nostro cervello di sapere in quale momento della giornata ci troviamo anche senza guardare l'orologio. E questa informazione viene trasformata in messaggeri molecolari che dettano il ritmo a tutto il resto del corpo.

D'altro canto, però, gli esperimenti effettuati su organismi tenuti in isolamento e in assenza di alternanza luce-buio hanno dimostrato che la maggior parte dei tessuti periferici possiede una ritmicità intrinseca, ovvero esprime i suoi geni con oscillazioni circadiane. Gli scienziati hanno così scoperto che, in aggiunta alla luce del Sole che regola l'attività del *master clock* del cervello, esistono altri stimoli che fungono da *Zeitgeber*, cioè da modulatori dei ritmi circadiani. E tra i più importanti ci sono l'alimentazione e l'attività fisica.

Prima dell'invenzione dell'elettricità e prima che nelle nostre case ci fosse la corrente elettrica che ci consente di tenere accese le luci anche dopo che il Sole è calato, gli esseri umani vivevano al buio per molte ore della giornata. Il ritmo della luce solare era dunque anche il ritmo che determinava la vita dei nostri antenati: quando il Sole calava e la notte avvolgeva la Terra con le sue tenebre, si doveva trovare un riparo e riposare; mentre il sorgere del Sole dava il via alle attività che richiedevano un elevato consumo di energia, come muoversi per procacciarsi il cibo. E infatti gli orologi periferici svolgono un ruolo chiave nel controllare molte funzioni metaboliche, come la glicemia, l'accumulo di grassi o il rilascio di ormoni. E, a loro volta, ormoni e metaboliti segnano il tempo degli orologi dei tessuti periferici e lo riportano al *master clock* ipotalamico.

Possiamo quindi immaginare il nostro programma circadiano come una rete di orologi interconnessi fra loro: perché il ritmo sia armonioso e ben scandito, tutto deve battere allo stesso tempo. Purtroppo, però, il nostro stile di vita è spesso un fattore di disturbo per il ritmo circadiano e non ne permette la sincronizzazione. Oggi la relazione tra gli orologi periferici e quello centrale, e soprattutto gli effetti degli stimoli ambientali su di essi, costituiscono un'area interessantissima della ricerca biomedica. Perché abbiamo scoperto che il nostro benessere passa attraverso l'armonia dei nostri ritmi.

2.
Il sonno

John Milton, il grande poeta inglese autore del *Paradiso perduto*, scrisse all'inizio della sua carriera un'opera teatrale (tecnicamente un *masque*) intitolata *Comus*, dal greco *komos*, parola che identifica i rituali notturni – alcolici e orgiastici – legati al culto di Dionisio nonché il nome del mitologico dio greco delle feste notturne e degli eccessi di ogni tipo.

Nella sua opera Milton racconta la storia di tre giovani, due fratelli e una sorella, che di notte viaggiano attraverso una foresta. La sorella a un certo punto si separa dai fratelli e si imbatte in Comus, che con l'inganno cerca di sedurla offrendole una pozione inebriante e del cibo appetitoso. Di fronte al rifiuto ostinato della fanciulla, Comus pronuncia la frase: "Che cosa ha a che fare la notte con il sonno?".

2.1 Perché dormiamo?

Si stima che in media una persona trascorra il 36% della propria vita dormendo. Se teniamo conto dell'aspettativa di vita media in Italia, significa che una persona che dovesse morire all'età di 84 anni ne avrebbe trascorsi circa 30 dormendo. Qualcuno, in particolare se molto giovane, potrebbe obiettare che sono 30 anni sprecati, sottratti ai viaggi, allo studio, alla musica, all'amore o al divertimento. Eppure, è la nostra natura che ci impone di dormire, è un bisogno essenziale che non possiamo controllare. Gli animali, esseri viventi eterotrofi che, a differenza delle piante, non possono generare energia attraverso la fotosintesi clorofilliana, hanno bisogno di mangiare per vivere. Tuttavia, noi esseri umani possiamo scegliere di non mangiare, siamo in grado di imporci di digiunare a lungo, persino fino alla morte, come accade purtroppo ancora oggi a chi decide di fare lo sciopero della fame (nel maggio 2023, sono morti per questa ragione due detenuti in un carcere italiano). Non siamo invece in grado di evitare il sonno a lungo, non possiamo rimanere svegli per scelta perché, prima o poi, il sonno arriverà lo stesso.

Ma perché dormire è necessario? E lo è davvero per tutti gli organismi viventi? Prima di rispondere a queste domande bisogna fare una precisazione: se è vero che tutti gli organismi viventi mostrano dei ritmi circadiani, per cui sono più attivi in alcune specifiche ore del giorno, è altrettanto vero che non possiamo parlare di "sonno" nell'accezione tipicamente umana per organismi privi di un sistema nervoso centrale. Le piante, per esempio, seguono un ritmo dettato dalla luce del Sole, ma non possiamo affermare che la chiusura delle foglie equivalga al nostro dormire. Tuttavia, il ritmo sonno-veglia è presente in tutti gli animali che conosciamo, anche se si manifesta in forme diverse nelle varie specie.

I due segni distintivi che classicamente permettono agli scienziati di studiare i ritmi sonno-veglia sono i cambiamenti elettrofisiologici (misurabili nei mammiferi mediante l'elettroencefalogramma) e comportamentali (stare fermi, per esempio, o essere meno reattivi agli stimoli esterni) associati a stati simili al sonno. È importante sottolineare che, a partire dagli invertebrati per arrivare fino ai mammiferi, esiste una forte correlazione tra i criteri elettrofisiologici e comportamentali e il sonno. Ci sono invece notevoli differenze tra le varie specie quando si tratta del tempo dedicato al sonno.

Nei mammiferi, per esempio, sono molteplici i fattori (tra cui il tipo di alimentazione, il livello nella gerarchia sociale o le dimensioni del cervello e del corpo) che possono determinare la durata del riposo. Si va così dagli elefanti africani, che dormono solo 3-4 ore, fino agli armadilli, che trascorrono dormendo ben 18 ore al giorno.

Anche negli esseri umani il bisogno di ore dedicate al sonno varia da individuo a individuo e soprattutto in relazione all'età: mentre da neonati abbiamo bisogno di dormire dalle 11 alle 16 ore al giorno (inclusi i riposini diurni), una volta adulti ci basteranno 7-8 ore di sonno continuato.

2.2 Le ipotesi della scienza

Forse non vi stupirà sapere che gli scienziati non sono tutti d'accordo sul motivo per cui dormiamo e che anche in questo ambito esistono molte teorie. Del resto, poche cose ci appaiono misteriose come il sonno – l'abbandono del corpo che quasi non sente più gli stimoli ambientali – e i sogni, quelle sorprendenti immagini ed emozioni create dalla nostra mente mentre dormiamo.

Nonostante le diverse teorie circa le ragioni del sonno, tutti però concordano su un punto: se consideriamo il rischio a cui un animale si espone dormendo in un ambiente naturale – e quindi trascorrendo un periodo di incoscienza, o comunque di ridotta vigilanza, durante il quale potrebbe, per esempio, essere facilmente aggredito da un predatore – e il tempo sottratto alla riproduzione e alla ricerca di cibo (il 36% della vita di un essere umano e il 75% di un armadillo), dormire deve essere senz'altro un'esigenza importantissima per la nostra sopravvivenza. Ma importante per cosa? Senza analizzare tutte le possibili teorie del sonno, vale la pena citarne almeno alcune.

La teoria del ripristino

La prima, anche dal punto di vista storico, è la teoria del ripristino (o del recupero), già ipotizzata come spiegazione dal filosofo greco Aristotele. Secondo questa teoria, il sonno permette al corpo di riparare e ripristinare quelle componenti cellulari, necessarie a compiere specifiche funzioni biologiche, che vengono distrutte durante la fase di attività. Questa teoria trova conferma nel fatto che molte funzioni del nostro corpo avvengono durante la fase di sonno, come per esempio la riparazione delle fibre muscolari o la produzione di proteine e ormoni importanti per l'accrescimento del corpo. E oggi sappiamo che esistono geni che si attivano solo durante il sonno e che svolgono un ruolo essenziale nel recupero funzionale. Per esempio, il sonno aiuta a ripristinare l'integrità delle cellule nervose eliminando le molecole tossiche che si accumulano nel cervello durante le ore di veglia. Secondo alcuni ricercatori, queste sostanze tossiche allontanate dal cervello durante il sonno includono le proteine implicate nella malattia di Alzheimer e in altre forme di demenza.

Il sonno è anche fondamentale per il ripristino e il mantenimento della funzione immunitaria. Come vedremo in dettaglio più avanti, la connessione tra sonno e immunità è supportata da studi che dimostrano come gli animali perdano le funzioni immunitarie quando vengono privati del sonno.

La teoria dell'inattività

Una teoria completamente diversa è quella che vede il sonno come una conseguenza della nicchia ecologica di un determinato animale, cioè l'insieme dei suoi comportamenti e delle sue esigenze nell'ecosistema in cui vive. La teoria dell'inattività è basata sul concetto che gli animali che sono attivi di giorno – e che quindi hanno sviluppato i loro sensi per essere altamente performanti quando c'è la luce – rischiano troppo durante le ore notturne. Se questi animali fossero vigili e andassero in giro anche di notte, potrebbero ferirsi o essere catturati dai predatori. In altri termini, secondo questa teoria è evolutivamente conveniente – ovvero è più sicuro – essere inattivi durante le ore notturne. D'altro canto, però, si può facilmente obiettare che restare vigili e mantenere coscienza di sé e dell'ambiente circostante è molto più sicuro che abbandonarsi al sonno.

La teoria del risparmio energetico

Simile per impostazione, ma profondamente diversa per meccanismo, è la teoria del risparmio energetico (o della conservazione dell'energia). Avete presente quando nella giornata dedicata al risparmio energetico spegniamo le luci e le città restano al buio? Allo stesso modo, secondo questa teoria gli animali possono ridurre il fabbisogno energetico grazie al sonno: durante la fase di veglia saranno attivi e si muoveranno per cercare cibo e partner per la riproduzione, consumando molte energie; al contrario, nella fase di sonno risparmieranno energie, grazie all'inattività e ai cambiamenti del metabolismo.

Questa teoria è suffragata dall'effettiva riduzione del ritmo metabolico durante la notte. Il sonno, infatti, non solo conserva le riserve di energia esistenti, ma riduce la necessità di consumare cibo aggiuntivo durante le ore in cui il corpo è a riposo. La digestione è attiva a un livello minimo durante il sonno umano e il metabolismo si abbassa del 10%. Inoltre, la temperatura interna cala e di conseguenza anche la richiesta di calorie, abbassando ulteriormente la necessità di energia. Alcuni scienziati ritengono però che il risparmio energetico ottenuto con il sonno sia troppo modesto per spiegare le ragioni evolutive di un comportamento che lascia un animale esposto al rischio di essere ucciso o che sottrae così tanto tempo alla ricerca del cibo e alla riproduzione. Tuttavia, questo modesto abbassamento del tasso metabolico potrebbe avere effetti positivi sull'integrità del nostro

DNA e delle nostre cellule perché ridurrebbe la produzione di quelle molecole definite genericamente come radicali liberi. Questa espressione descrive una serie di molecole diverse ma tutte caratterizzate dall'essere molto reattive dal punto di vista chimico: i radicali liberi hanno infatti la capacità di modificare e danneggiare tutti i componenti delle nostre cellule, incluso il DNA, causando alterazioni funzionali che possono portare alla morte cellulare. Diversi studi hanno dimostrato che l'accumulo di radicali liberi, noto anche come stress ossidativo, può accelerare l'invecchiamento o lo sviluppo di molteplici patologie, tra cui il cancro.

Siccome i radicali liberi si formano continuamente nelle nostre cellule durante la loro intensa attività metabolica, è possibile che la teoria del risparmio energetico possa essere rivista alla luce di un abbassamento del tasso metabolico volto a ridurre il danno cellulare e a permettere ai sistemi di riparazione di ripristinare l'equilibrio all'interno delle cellule (teoria del flusso di radicali liberi). Secondo questa teoria, in origine proposta da Eric Reimund nel 1994, i radicali liberi (in particolare le specie reattive dell'ossigeno, conosciute come ROS) si accumulano nei neuroni durante lo stato di veglia e il sonno consente al cervello di liberarsene. Pertanto, la funzione principale del sonno è quella di agire come un antiossidante per il cervello. Ci sono dati a sostegno di questa ipotesi? Sì, anche se chiaramente non conclusivi.

Negli anni passati, focalizzandosi sulla privazione acuta del sonno, alcuni gruppi di ricercatori hanno dimostrato una diminuzione della capacità antiossidante e la presenza di danno ossidativo nel cervello di ratti e topi privati del sonno. Tuttavia, altri studi non hanno confermato questi risultati. Di conseguenza, l'ipotesi di Reimund sulla funzione del sonno è caduta in disgrazia. Di recente però, grazie all'uso di nuovi modelli sperimentali, si sono ottenuti dei risultati che sembrano ridare solidità a questa teoria.

Come abbiamo visto nel capitolo precedente, il moscerino della frutta *Drosophila melanogaster* ha rappresentato un eccellente modello per studiare i ritmi circadiani e per capire come funziona il sonno. Grazie all'identificazione di moscerini mutanti, che hanno alterazioni croniche nel sonno, si sono identificati geni e segnali che regolano questo processo e si sono potuti compiere dei passi avanti nel comprenderne il significato evolutivo. Uno studio del 2018 ha scoperto che i moscerini mutanti caratterizzati da sonno breve sono molto sensibili allo stress ossidativo, manifestando tempi di sopravvivenza ridotti rispetto al gruppo sperimentale di controllo.

I ricercatori hanno anche dimostrato che l'aumento del tempo dedicato al sonno accresce la sopravvivenza a seguito di danno da radicali liberi. Inoltre – e forse questo è il dato più sorprendente – riducendo lo stress ossidativo nei neuroni dei moscerini normali mediante antiossidanti si riduce la quantità di tempo dedicato al dormire. Questi risultati, oltre a supportare l'ipotesi che una delle funzioni del riposo sia quella di difendersi dallo stress ossidativo, suggeriscono anche un duplice ruolo dell'attività metabolica dei neuroni (e non solo, come vedremo in seguito) nella regolazione del sonno.

La teoria della plasticità del cervello

La teoria più recente, che sta riscuotendo grande consenso tra i neuroscienziati, punta sulla plasticità del cervello. Cosa si intende con "plasticità cerebrale"? Significa che il cervello cambia nel corso del tempo e che i circuiti neurali, le connessioni che si stabiliscono tra le varie regioni del cervello, non sono statici ma si creano e si modificano con il tempo e come risposta agli stimoli ricevuti. Diversi studi dimostrano come il nostro cervello abbia la continua capacità di mutare, adattarsi, evolvere, autoinventarsi. La plasticità neurale è essenziale per l'apprendimento e la memoria, così come per l'adattabilità a situazioni complesse. Inoltre, gioca un importante ruolo nel recupero funzionale a seguito di un danno (per esempio un danno ischemico) in una particolare zona del cervello. Secondo alcuni scienziati, il sonno avrebbe il compito fondamentale di permettere quei cambiamenti che sono alla base della plasticità cerebrale, stimolando per esempio la creazione di nuovi contatti tra i neuroni e rimuovendone altri. Il sonno ha chiaramente un ruolo nello sviluppo del cervello dei bambini. Ma anche nella vita adulta, quando si dorme si consolida la memoria e il sonno può aiutare il cervello a ristrutturarsi e riorganizzarsi, così come imparare ed eseguire compiti cognitivi. Alcuni studi dimostrano che il sonno influenza le interazioni fra i neuroni, modificando la trasmissione dei segnali a livello delle sinapsi (le zone di contatto e di scambio tra i neuroni). Il sonno sembra quindi avere un ruolo chiave nella capacità di preservare ciò che si è appreso durante la veglia e di consolidare la memoria, come si evince soprattutto osservando gli effetti della privazione del sonno. Senza le giuste ore di sonno, il cervello soffre rapidamente di deficit cognitivi, che vanno dalla scarsa capacità di concentrazione alla mancanza di memoria, dalla difficoltà nell'esecuzione di compiti specifici all'incapacità di affrontare problemi complessi.

In conclusione, a oggi non esiste una spiegazione univoca sul motivo per cui tutti gli animali dormono. È probabile che il sonno si sia evoluto e affermato perché in grado di portare più benefici allo stesso tempo, e che per cercare una spiegazione bisogna tenere presenti tutte le varie ipotesi che sono state formulate. In ogni caso, quello che è certo è che il sonno è un bisogno essenziale per tutti gli animali, incluso l'essere umano. E che il nostro benessere è strettamente legato al ritmo sonno-veglia.

3.
Dormire e svegliarsi

"A lungo, mi sono coricato di buonora. Qualche volta, appena spenta la candela, gli occhi mi si chiudevano così in fretta che non avevo il tempo di dire a me stesso: 'Mi addormento'. E, mezz'ora più tardi, il pensiero che era tempo di cercar sonno mi svegliava; volevo posare il libro che credevo di avere ancora fra le mani, e soffiare sul lume; mentre dormivo non avevo smesso di riflettere sulle cose che poco prima stavo leggendo, ma le riflessioni avevano preso una piega un po' particolare; mi sembrava d'essere io stesso quello di cui il libro si occupava: una chiesa, un quartetto, la rivalità di Francesco I e Carlo V. Questa convinzione sopravviveva per qualche secondo al mio risveglio; non scombussolava la mia ragione, ma premeva come un guscio sopra i miei occhi impedendogli di rendersi conto che la candela non era più accesa. Poi cominciava a diventarmi incomprensibile, come i pensieri di un'esistenza anteriore dopo la metempsicosi; l'argomento del libro si staccava da me, ero libero di pensarci o non pensarci; immediatamente recuperavo la vista e mi sbalordiva trovarmi circondato da un'oscurità che era dolce e riposante per i miei occhi ma più ancora, forse, per la mia mente, alla quale essa appariva come una cosa immotivata, inspiegabile, come qualcosa di veramente oscuro."[1]

[1] Marcel Proust, *Alla ricerca del tempo perduto*, vol. I, *Dalla parte di Swann*, trad. it. di Giovanni Raboni, "I Meridiani", Mondadori, Milano 2006, p. 5.

Poche altre funzioni fisiologiche hanno attratto l'interesse di poeti, scrittori, musicisti e pittori quanto il sonno. Marcel Proust ne ha scritto più volte nel suo capolavoro, *Alla ricerca del tempo perduto*, nel tentativo di afferrare il mistero della perdita di coscienza associata al dormire e alla natura stessa dei sogni.

Ma cosa sappiamo davvero del sonno? Dormire è un fenomeno molto complesso, che comprendiamo solo in parte ma che sappiamo essere regolato da tantissimi ormoni, neurotrasmettitori, cellule e molecole di varia natura. Nelle prossime pagine, proverò a semplificare i meccanismi alla base del sonno, in modo da rendere il testo accessibile a tutti i lettori.

Comincerei quindi dicendo che il sonno è controllato da due meccanismi principali: il ritmo circadiano e l'omeostasi del sonno.

3.1 Il ritmo circadiano sonno-veglia

Il ritmo circadiano che regola il sonno è uno dei vari ritmi circadiani che abbiamo già incontrato nel primo capitolo. Come abbiamo accennato (e come vedremo meglio nei prossimi capitoli), nel nostro corpo esistono diversi ritmi circadiani coinvolti nella regolazione di parecchie funzioni, come la secrezione di ormoni o la regolazione della temperatura corporea. Anche il sonno è regolato da un ritmo circadiano, chiamato appunto ritmo sonno-veglia, che è strettamente legato all'alternanza di luce e buio.

L'ipotalamo è una piccola regione del cervello che svolge molte funzioni importanti, tra cui la regolazione della temperatura corporea, la sensazione di fame o sete e il rilascio di vari ormoni. Tra le funzioni dell'ipotalamo c'è anche la regolazione dei ritmi circadiani, incluso quello che coordina l'alternanza di sonno e di veglia. Questa sua funzione di "pacemaker delle oscillazioni circadiane" dipende dal fatto che una sua regione specifica (il nucleo soprachiasmatico, SCN) è collegata alla retina dei nostri occhi, da cui riceve gli impulsi che segnalano se ci troviamo in presenza di radiazione luminosa oppure al buio. La ricezione della luce da parte delle cellule retiniche fotosensibili consente così all'ipotalamo (o, più precisamente, al SCN) di coordinare gli orologi cellulari periferici del corpo in relazione all'ambiente esterno.

Per quanto riguarda il ritmo circadiano che regola il sonno, la luce solare avvertita dal SCN blocca la produzione di una molecola particolarmente importante per dormire: la melatonina. La melatonina è un ormone secreto da una piccola ghiandola del cervello, chiamata ghiandola pineale o epifisi. Essa agisce stimolando dei recettori, che a loro volta rinforzano il ritmo circadiano sonno-veglia (in questo senso la melatonina funziona come un "ormone notturno", che segnala l'assenza di luce) e che, inibendo quei segnali che ci porterebbero a svegliarci ed essere vigili (tra questi, la produzione dell'ormone cortisolo), favoriscono la continuità del sonno. Quando arriva la sera e cala la luce, l'epifisi inizia a produrre la melatonina; negli esseri umani, l'aumento notturno della melatonina comincia con le prime ore di buio e raggiunge il picco tra le 2 e le 4 del mattino. Infine, con l'arrivo dell'alba, la sua produzione diminuisce gradualmente, mentre viene stimolata quella del cortisolo, un ormone che regola la reattività di tutto il nostro corpo. L'alternanza di luce e buio è dunque uno dei principali fattori implicati nella regolazione del ritmo circadiano sonno-veglia. E questo è uno dei principali motivi per cui, per dormire bene di notte ed essere vigili durante il giorno, è importante esporsi alla luce naturale di mattina, così come lo è la sera evitare l'esposizione a un'illuminazione artificiale di forte intensità.

3.2 L'omeostasi del sonno

Sappiamo tutti che, a parità di orario, ci sono dei giorni in cui ci sentiamo particolarmente stanchi, affaticati e assonnati. E sappiamo anche che in tali circostanze una serie di comportamenti, come per esempio bere un caffè o fare un pisolino, possono essere utili. Come mai? Cosa ha a che fare questo con il ritmo circadiano che abbiamo appena descritto? Come accennato in apertura di questo capitolo, oltre al ritmo circadiano, a regolare il nostro sonno partecipa un altro sistema chimico che registra da quanto tempo siamo svegli e quindi in qualche modo segnala al corpo il bisogno di dormire.

Gli organismi viventi hanno la tendenza al mantenimento di un equilibrio interno, una stabilità dei parametri fisiologici, anche al variare delle condizioni esterne, grazie a meccanismi di autoregolazione. Questa attitudine, definita con il termine di omeostasi, è presente anche nella regolazione del nostro bisogno di dormire. Quando siamo svegli ormai da molte ore, la veglia prolungata accresce il desiderio di sonno (si parla di "pressione del sonno"), con conseguente aumento della quantità e della qualità del sonno stesso.

Tra i molti e complessi meccanismi che intervengono nell'omeostasi del sonno c'è una particolare molecola chiamata adenosina. L'adenosina si accumula in alcune aree del nostro cervello quando siamo svegli e i ricercatori ritengono che questa molecola sia direttamente responsabile della "pressione del sonno", ovvero di quella necessità che sentiamo di doverci riposare. La sua produzione inizia quando ci svegliamo e prosegue per tutte le ore del giorno, finché non raggiunge livelli tali da rallentare i neuroni e provocarci quella sensazione di sonnolenza che ci spinge per esempio a bere un caffè. La caffeina, infatti, blocca l'azione dell'adenosina, è cioè un suo antagonista: si lega ai recettori dell'adenosina sul cervello impedendole quindi di stimolarli.

La sincronia tra i due meccanismi descritti – il ritmo circadiano sonno-veglia e l'omeostasi del sonno – è fondamentale per la qualità del nostro riposo ma, come vedremo in seguito, diversi fattori, tra cui alcuni errori comportamentali, possono alterare questo ritmo così importante per il nostro benessere.

3.3 Le fasi del sonno

Da un punto di vista scientifico, il sonno degli animali (inclusi noi umani) può essere descritto utilizzando quattro criteri: una postura specifica che si assume dormendo (che è però diversa per ogni specie animale); una serie di cambiamenti caratteristici nell'elettroencefalogramma (EEG)[2]; un aumento della soglia di reazione e risposta agli stimoli ambientali (per esempio, servirà un rumore più forte del normale per riuscire a sentirlo mentre si dorme); e, infine, una rapida reversibilità, cioè il ritorno alla veglia.

Tenendo sempre a mente questi criteri, il sonno degli esseri umani può venire però ulteriormente suddiviso in due fasi principali: sonno a onde lente (SWS) e sonno con movimenti oculari rapidi (REM, dall'inglese *rapid eye movement*). Nei mammiferi, l'attività dell'EEG e dell'elettromiogramma (EMG)[3] è sufficiente per determinare lo stato di sonno-veglia. Durante la veglia, il cervello è dominato da un'attività di bassa ampiezza e alta frequenza, mentre nei muscoli si può misurare un'elevata attività. Durante il sonno a onde lente, l'atti-

[2] L'elettroencefalogramma, o EEG, è un esame strumentale non invasivo che consente di analizzare le attività del cervello misurandone l'attività elettrica.

[3] L'elettromiogramma, o EMG, è un esame strumentale che consente di registrare i potenziali elettrici muscolari, dando così una misura dell'attività neuromuscolare.

vità cerebrale è caratterizzata da un'attività ad alta ampiezza e bassa frequenza nota come attività a onde lente (SWA), con poca modulazione dell'attività muscolare. Durante il sonno REM, invece, l'attività che si misura con l'elettroencefalogramma mostra un'attività simile a quella della veglia, ma i movimenti muscolari sono assenti, a eccezione della contrazione occasionale.

Il sonno non è quindi tutto uguale, ma durante la notte si ripetono diverse successioni di quello che è definito "il ciclo del sonno", composto di quattro fasi. Mediamente, durante una notte tranquilla, una persona ripete il ciclo del sonno dalle 4 alle 6 volte. Tuttavia, la durata delle varie fasi dipende dal momento della notte in cui ci troviamo e da una serie di fattori legati allo stato di salute, allo stress, all'alimentazione e altro ancora.

Ma in cosa consistono queste quattro fasi? La prima fase del sonno dura pochi minuti e rappresenta il momento in cui ci addormentiamo. Sebbene le attività del corpo e del cervello rallentino, non siamo completamente rilassati: infatti, in questa primissima fase del sonno è facile essere svegliati da qualcosa o da qualcuno. Se però niente e nessuno interviene a disturbare questa prima fase, si passa rapidamente alla successiva. Per chi ha la fortuna di dormire senza interruzioni, senza risvegli notturni, la prima fase può non ripresentarsi più durante la notte.

La seconda fase è caratterizzata dal rallentamento del battito cardiaco e del ritmo della respirazione, dal rilassamento muscolare e dalla diminuzione della temperatura corporea. Anche l'attività del cervello cambia: nel complesso rallenta, nonostante ci siano delle aree che mostrano attività e che forse sono proprio quelle che ci aiutano a non svegliarci a causa di rumori o stimoli esterni. Questa fase può durare tra i 10 e i 25 minuti ma, durante i cicli successivi della notte, la sua durata tende ad aumentare.

La terza fase è quella del sonno profondo: svegliare qualcuno in questa fase è particolarmente difficile perché il corpo è estremamente rilassato e il cervello sembra dedicato a un'attività specifica, tanto che, come dicevamo prima, questa fase di sonno viene anche chiamata "sonno a onde lente" o "sonno delta", per il tipo di segnali che si registrano nel cervello. In questa fase, il sonno ci permette di recuperare energie, stimolare l'accrescimento di ossa e muscoli, rinforzare il sistema immunitario, consolidare la memoria. La prima metà della notte è quella in cui trascorriamo più tempo in questa fase di sonno profondo; proseguendo a dormire e avvicinandoci al mattino aumenta invece la durata della fase REM.

La fase REM, che è la quarta, è molto particolare perché, mentre il corpo è come paralizzato, nel senso che i muscoli volontari sono in uno stato di atonia (cioè non ci possiamo muovere), il cervello mostra un'elevatissima attività, quasi come quando siamo svegli. Il nome della fase dipende dal fatto che, nonostante gli occhi siano chiusi, si muovono velocemente. Questa fase, che è essenziale per le funzioni cognitive come il processamento e il consolidamento della memoria, è caratterizzata da sogni intensi e vividi che, per quanto possano verificarsi anche nelle altre fasi, nella fase REM sembrano essere particolarmente frequenti.

Attraversare diverse volte per notte le varie fasi del ciclo del sonno è importante per poter godere di tutti i benefici del riposo notturno.

3.4 Il sonno e i sogni

Sebbene si possa sognare in qualunque momento del ciclo del sonno, classicamente si ritiene che i sogni più intensi si verifichino durante la fase REM. Come abbiamo visto, in questa fase del sonno l'attività cerebrale aumenta considerevolmente rispetto alle altre, il che probabilmente spiega perché durante il sonno REM i sogni siano spesso più vividi, coinvolgenti, fantastici e bizzarri. Al contrario, alcuni scienziati ritengono che durante il sonno non-REM i nostri sogni tendano ad avere contenuti più coerenti, che trovano radici in pensieri che abbiamo elaborato durante la giornata o nei nostri ricordi. E, poiché la maggior parte del sonno REM si verifica durante la seconda metà di un normale periodo di sonno, ecco che i sogni intensi e sorprendenti tenderebbero a concentrarsi nelle ore che precedono il risveglio. Tuttavia, la solidità di questa distinzione tra sogni in fase REM e non-REM è probabilmente discutibile, in quanto molto dipende dalla capacità di ricordare i sogni al risveglio da queste due fasi distinte del sonno. In media, però, si stima che la maggior parte delle persone sogni per circa due ore a notte, anche se non lo ricorda.

Ma cosa sono i sogni? E perché sogniamo? La risposta è complessa e molto ancora resta da comprendere. I sogni sono uno degli aspetti più affascinanti del sonno e hanno attratto l'attenzione di psicoanalisti (da Freud in avanti) e neuroscienziati. Qui affronteremo brevemente il tema dei sogni solo da quest'ultima prospettiva.

Il sogno è un'esperienza composita che include immagini, sensazioni, pensieri, emozioni. Sebbene le immagini visive siano la caratteristica più comune dei sogni, essi possono coinvolgere tutti i sensi, e quindi l'udito, il tatto e l'olfatto.

L'attività onirica è una forma di attività cerebrale che appare strettamente correlata ai processi di memoria e di elaborazione cognitiva. I nostri sogni più intensi sono una straordinaria riorganizzazione della realtà, che combina ricordi, oggetti, luoghi, azioni e percezioni in un'esperienza onirica ricca di dettagli ed emozioni. Nonostante questi sogni siano raramente una replica fedele di un ricordo, frammenti di varie esperienze recenti si mescolano con ricordi lontani nel tempo per creare un nuovo sogno.

Già nel 1969, una ricercatrice osservò che i sogni dei pazienti con amnesia erano più brevi, semplici e ripetitivi rispetto a quelli delle persone senza disturbi della memoria. Tuttavia, solo con l'invenzione di metodi non invasivi per l'*imaging* del cervello (quelle tecniche che consentono di analizzare e mappare le attività delle varie regioni del cervello) queste osservazioni hanno trovato delle spiegazioni più scientifiche. Grazie alle osservazioni ottenute con le nuove tecnologie, alcuni scienziati oggi ritengono che, proprio come accade per la memoria e l'immaginazione, un sogno ricco e intenso richieda la costruzione di scene basate sulla memoria, e che quindi la costruzione dei sogni si basi sull'attività di una particolare regione del cervello, l'ippocampo. D'altro canto, però, è anche possibile che l'ippocampo non serva a creare i sogni, bensì semplicemente a ricordarli.

Ma perché sogniamo? Non lo sappiamo, anche se esistono diverse teorie sullo scopo dei sogni. Secondo alcuni scienziati il sogno potrebbe aiutare a comporre la memoria, svolgendo un'importante funzione cognitiva di rafforzamento e di richiamo delle informazioni. Oppure potrebbe servire al cervello per fare pulizia, eliminando informazioni non necessarie o errate. Un punto di vista diverso lega invece i sogni all'elaborazione delle emozioni: rivivendo le esperienze in condizioni immaginarie potremmo, secondo questa teoria, gestire meglio le emozioni intense. Infine, c'è chi sostiene che i sogni non siano altro che un'attività cerebrale accidentale, senza uno scopo o un significato.

4.
Insonnia

"Che cos'è l'insonnia se non la maniaca ostinazione della nostra mente a fabbricare pensieri, ragionamenti, sillogismi e definizioni tutte sue, il suo rifiuto ad abdicare di fronte alla divina incoscienza degli occhi chiusi o alla saggia follia dei sogni? L'uomo che non dorme – da qualche mese a questa parte ho fin troppe occasioni di constatarlo su me stesso – si rifiuta più o meno consapevolmente di affidarsi al flusso delle cose." Così pensa l'imperatore Adriano nelle parole immaginate da Marguerite Yourcenar.[1]

Sebbene le notti insonni abbiano probabilmente accompagnato gli esseri umani sin dalla preistoria, i dati ci dicono che un numero sempre minore di persone dorme a sufficienza e che un numero sempre maggiore di uomini e donne soffre di insonnia. Secondo le indagini statistiche (compiute prevalentemente negli USA), la maggioranza degli adulti dorme meno di 6 ore a notte e una percentuale compresa tra il 15 e il 30% manifesta problemi di insonnia.

Non sappiamo se la diminuzione della quantità di sonno sia dovuta a disturbi del sonno, a decisioni comportamentali o a una combinazione di entrambi i fattori, ma è chiaro che

[1] Marguerite Yourcenar, *Memorie di Adriano*, trad. it. di Lidia Storoni Mazzolani, Einaudi, Torino 2005, p. 20.

la nostra attuale abitudine di dormire meno è in gran parte correlata ai cambiamenti della società (per esempio gli orari di lavoro prolungati o il lavoro a turni; i tempi di percorrenza più lunghi per spostarsi da casa al luogo di lavoro; la grande accessibilità ai media di ogni tipo, dai social alle piattaforme per vedere film o serie). Storicamente, era opinione diffusa che l'unica conseguenza della perdita di sonno notturno fosse la sonnolenza diurna e un non ben definito rallentamento cognitivo. Oggi abbiamo invece prove convincenti che, oltre al deterioramento cognitivo, la perdita di sonno è associata a un'ampia gamma di conseguenze dannose, con enormi ricadute sulla salute pubblica.

Ma perché la mancanza di sonno ha un impatto così rilevante sulla nostra salute? E si può combattere l'insonnia?

4.1 *Il sonno e il cervello*

Durante il sonno avvengono alcuni processi fisiologici che servono al corpo per mantenersi in equilibrio, per regolare le funzioni cerebrali, endocrine, metaboliche, cardiache e immunologiche. Dobbiamo immaginare il sonno come una danza o una sinfonia in cui si alternano vari strumenti, con tempi e suoni diversi. Si accendono alcune aree del cervello mentre altre riposano, vengono rilasciati ormoni in momenti determinati, che andranno a regolare a loro volta risposte in aree specifiche del corpo.

Dormire è essenziale per la salute e il corretto funzionamento del cervello. Ogni stadio delle varie fasi che si susseguono durante il sonno influenza la salute del cervello, facendo in modo che la sua attività sia modulata nello spazio e nel tempo: questa attività cerebrale che avviene mentre dormiamo ci permette, per esempio, di consolidare la memoria e l'apprendimento. Quando dormiamo il nostro cervello infatti è attivo, ma in una maniera diversa rispetto a quando siamo svegli. Potremmo semplificare dicendo che, mentre nella vita attiva di ogni giorno usiamo la memoria per svolgere tutte le nostre funzioni – come sto facendo io adesso, per esempio, mentre scrivo questi concetti –, di notte i ricordi non vengono utilizzati ma consolidati, ovvero trasformati in memoria a lungo termine. E la scarsa qualità del sonno, che purtroppo colpisce circa la metà delle persone con più di 60 anni, è infatti più frequente nei pazienti con malattia di Alzheimer, per quanto il legame causale tra insonnia e demenza sia complesso e ancora da chiarire.

Il sonno sembra essere necessario per la plasticità neurale, ovvero quella capacità del cervello di adattarsi, di modificare le sue connessioni, di recuperare e consolidare le informazioni. Quando, dopo una giornata particolarmente triste o difficile, dichiariamo di "volerci dormire sopra", tutto sommato non stiamo dicendo un'assurdità, perché stiamo sottolineando il forte legame che esiste tra un sonno rigenerante e il nostro benessere: dormire bene e a sufficienza ci aiuta anche a gestire meglio le emozioni negative, a ridimensionarle e a tenerle sotto controllo. Rispetto alle esperienze neutre, infatti, le esperienze emotivamente intense vengono ricordate meglio perché si accompagnano a una più forte attivazione del rilascio di neurotrasmettitori e ormoni, inducendo così una migliore ritenzione a lungo termine. In effetti, i ricordi emotivi possono durare per tutta la vita. Il consolidamento delle esperienze emotive richiede però una riorganizzazione della rete dei ricordi. Questa riorganizzazione è facilitata dal sonno e ha una rilevanza a lungo termine, ed è quindi essenziale per ricordare a distanza di tempo.

D'altro canto, come abbiamo già detto, è stato a lungo osservato che chi dorme bene in genere sperimenta un miglioramento dell'umore. Che un buon sonno contribuisca alla gestione delle emozioni, ovvero aiuti a liberarsi della parte angosciante dei ricordi emotivi, può sembrare in contrasto con il ruolo del sonno nella memoria delle esperienze emotive. Il ruolo del sonno nell'elaborazione delle esperienze emotive, tuttavia, non si limita a migliorarne la memorizzazione. È stata suggerita l'ipotesi che il sonno serva per ricordare e per dimenticare: ricordare e porre nel giusto contesto le esperienze emotive privandole però dell'effetto negativo sul cervello. La difficoltà a prendere le distanze dai ricordi negativi non si riscontra solo nell'insonnia, ma vale anche per le persone con depressione o altri disturbi dell'umore. Ancor prima dell'insorgenza della malattia, il sonno nelle persone a rischio di questi disturbi può essere alterato, come è dimostrato per il disturbo da stress post-traumatico. Alcuni scienziati sostengono che il sonno irrequieto abbia un ruolo chiave sia nella vulnerabilità sia nella persistenza dei disturbi dell'umore. Mentre "dormirci sopra" aiuta a risolvere il disagio durante la notte e affrontare con maggior leggerezza il domani, le persone con un sonno agitato portano i loro fardelli irrisolti al giorno successivo. Per loro, una notte di sonno non risolve affatto ansia, tensione e tristezza, anzi tendono a svegliarsi in condizioni peggiori rispetto alla sera prima. La notte senza sonno non porta alcun sollievo.

4.2 Il sonno e il sistema immunitario

Da un buon sonno non dipendono solo il corretto sviluppo e funzionamento del cervello, ma anche tante altre funzioni necessarie per crescere, per difendersi dai patogeni o per riparare i danni del tempo. Nei bambini e nei ragazzi, per esempio, il sonno è fondamentale per il corretto sviluppo del corpo, attraverso ormoni e fattori di crescita che vengono rilasciati solo durante le ore notturne. Per gli adulti il sonno è essenziale non solo per le ragioni già elencate, ma anche per contrastare l'invecchiamento precoce: la mancanza di sonno è legata all'aumento della senescenza cellulare,[2] alla perdita di massa muscolare, all'infiammazione e all'invecchiamento in generale.

Anche il sistema immunitario ha bisogno delle ore dedicate al sonno: mentre dormiamo, infatti, il sistema immunitario non riposa. Gli scienziati hanno constatato che la mancanza di sonno riduce l'efficacia dei vaccini ed espone a un rischio maggiore di contrarre malattie infettive.

La perdita di sonno è inoltre associata a un aumento dell'obesità e del diabete: rispetto a chi dorme 7 ore per notte, chi dorme meno di 6 ore ha circa 1,7 volte più probabilità di sviluppare il diabete, mentre in chi dorme meno di 5 ore a notte le probabilità sono circa 2,5 volte in più. Anche le malattie cardiovascolari e l'ipertensione sono associate alla perdita di sonno: il rischio di un infarto cardiaco fatale aumenta del 45% negli individui che dormono cronicamente 5 ore a notte o meno. E poiché obesità, diabete e malattie cardiovascolari sono patologie caratterizzate, in parte, da processi infiammatori, è bene capire il legame esistente tra sonno e sistema immunitario.

La prima ipotesi di una connessione tra il sonno e le risposte immunitarie risale ad Aristotele, il quale osservò che negli esseri umani, durante gli stati febbrili, si verificano comunemente sensazioni di letargia e stanchezza. In realtà, la connessione è ancora più stretta e duplice: se, da una parte, la risposta immunitaria, per esempio durante un'infezione,

[2] Con il termine "senescenza" ci si riferisce a uno stato delle cellule caratterizzato dalla perdita della capacità replicativa e dalla produzione di molecole in grado di stimolare il sistema immunitario, causando infiammazione. L'aumento delle cellule senescenti contribuisce direttamente al deterioramento delle funzioni tipico dell'età avanzata e allo sviluppo dei tumori.

modifica il ritmo sonno-veglia e le proprietà stesse del sonno, dall'altra, però, dormire è necessario per permettere al sistema immunitario di funzionare in modo bilanciato. La privazione del sonno, infatti, alterando e indebolendo il sistema immunitario, a lungo andare ci fa ammalare.

Tuttavia, nonostante le evidenti connessioni tra il sonno e le difese immunitarie, solo a seguito della scoperta della natura microbica delle malattie e della definizione del processo infiammatorio, regolato da fattori solubili (che oggi chiamiamo citochine),[3] Kuniomi Ishimori ipotizzò nel 1909 che questi fattori infiammatori potessero anche regolare il sonno. Oggi, infatti, sappiamo che le citochine infiammatorie hanno una oscillazione circadiana e che la privazione del sonno altera la loro produzione in termini di tempo e quantità. Non solo: le stesse citochine infiammatorie che ci causano la febbre o permettono ai nostri globuli bianchi di difenderci dai patogeni sono direttamente coinvolte nella regolazione dei ritmi del sonno, agendo su aree specifiche del cervello.

Il sonno agisce a vari livelli sulla risposta immunitaria: potenzia le difese, facilita la guarigione, stimola le risposte ai vaccini e in generale la memoria immunologica e si oppone a quell'infiammazione che favorisce allergie, malattie autoimmuni e cancro. Tutto ciò accade perché durante la notte, mentre riposiamo, il sistema immunitario lavora a ritmo continuo. Per esempio, durante il sonno ci sono picchi di citochine che servono a fortificare le cellule deputate all'immunità, e questo si verifica quando siamo malati ma non solo.

[3] L'infiammazione è la prima linea di difesa dei nostri tessuti in risposta al danno, come per esempio un'infezione o un trauma. In questi casi, per attivare le difese e la riparazione dei tessuti, è necessario mobilitare cellule e molecole e farle accorrere nel sito del danno. Le citochine infiammatorie, molecole che viaggiano per portare in varie parti del corpo il messaggio dell'alterazione dell'equilibrio, hanno appunto questo scopo.

Così come il sonno è essenziale per consolidare l'apprendimento e la memoria, agendo come abbiamo visto a livello del cervello, allo stesso modo dormire è importante per la memoria del sistema immunitario. La memoria immunologica è quella caratteristica che, prima dei vaccini, ci consentiva di non ammalarci ripetutamente di morbillo o varicella ed è il motivo per cui i vaccini funzionano: mostriamo al sistema immunitario un pezzetto di un virus o batterio e il sistema immunitario lo ricorderà, proteggendoci anche negli incontri futuri con il patogeno vero e proprio. Dormire è dunque fondamentale per sviluppare la memoria immunologica in risposta alle infezioni e anche alle vaccinazioni e di conseguenza chi non dorme un sufficiente numero di ore potrebbe non dare al proprio sistema immunitario l'opportunità e il tempo per costruirsi una memoria immunologica.

Non sappiamo esattamente come né perché il sonno fortifichi l'immunità, ma i ricercatori ritengono che sia proprio la produzione di ormoni e citochine a regolare queste funzioni. Una delle ragioni per cui il sistema immunitario lavora così tanto durante la notte potrebbe risiedere nella necessità di ottimizzare le risorse energetiche e il metabolismo. La difesa dei nostri tessuti richiede l'attività costante di molte cellule e un elevato dispendio energetico (pensiamo per esempio al costo energetico della febbre). Il fatto che durante il sonno l'attività muscolare sia rallentata lascia libera energia, che può essere quindi dedicata al sistema immunitario.

Da un punto di vista evolutivo, sottrarre energia durante il sonno per riparare le ferite o combattere le infezioni o per stimolare la memoria immunologica sarebbe quindi strategicamente utile perché durante il periodo di veglia questa sottrazione di energia potrebbe essere rischiosa. Inoltre, le citochine potrebbero alterare alcune funzioni cognitive, renderci per esempio meno lucidi, ed è quindi meglio che il loro picco di produzione avvenga mentre riposiamo. Ma c'è di più: la melatonina, l'ormone che regola il nostro ritmo sonno-veglia e che è prodotto di notte, è un potentissimo antiossidante e protegge cellule e tessuti dai danni della risposta infiammatoria. Questo significa che un processo infiammatorio notturno è potenzialmente meno dannoso per i nostri stessi tessuti. Il sonno permette, cioè, al sistema immunitario di funzionare in equilibrio.

Su queste basi possiamo dunque comprendere perché la privazione del sonno sia associata a uno stato pro-infiammatorio e ad alterazioni immunologiche. Per esempio, a una maggiore probabilità di sviluppare allergie o persino di manifestare sintomi e reazioni più severi.

Oggi i ricercatori ritengono che molte delle patologie associate alla mancanza di sonno, come quelle cardiocircolatorie o metaboliche, dipendano proprio dal sistema immunitario e dalla sua perdita di equilibrio.

La mancanza di sonno è legata all'*inflammaging*, una parola coniata per evidenziare il fortissimo legame esistente tra infiammazione e patologie dell'invecchiamento. Come ho già argomentato nel mio saggio precedente,[4] la carenza di sonno causa l'invecchiamento delle nostre cellule a livello molecolare, come è dimostrato dalle modifiche del DNA e dall'accorciamento dei telomeri (quei cappucci che proteggono le estremità terminali dei nostri cromosomi).

Oggi sappiamo che molte patologie una volta ritenute tipicamente di natura neurologica hanno invece una base immunologica-infiammatoria (come, per esempio, la schizofrenia, la demenza o la depressione). Ecco, quindi, che la mancanza di sonno si associa anche a un aumentato rischio di disfunzioni neurologiche e di problemi psichiatrici. In breve, possiamo concludere che chi non dorme bene è più

[4] Cfr. Antonella Viola, *La via dell'equilibrio. Scienza dell'invecchiamento e della longevità*, Feltrinelli, Milano 2023.

infiammato. E ormai sappiamo bene che l'infiammazione persistente è alla base di quasi tutte le patologie della nostra società.

Nonostante ci siano quindi molte persone che si sono abituate a dormire poco, e riescono a essere attive e produttive con sole 5 ore di sonno per notte, il sistema immunitario purtroppo non si abitua a questi ritmi imposti dal nostro stile di vita.

4.3 Notti insonni

Sebbene tutti abbiamo avuto esperienza di qualche notte insonne, in particolare in periodi di forte stress emotivo, per la scienza esistono alcuni criteri specifici per definire l'insonnia come disturbo clinico, così come esistono diversi tipi di insonnia.

In linea generale, si parla di disturbo dell'insonnia (abbreviato ID) quando c'è una difficoltà ad addormentarsi o a restare addormentati che causa poi problemi nella vita quotidiana come stanchezza, sonnolenza, difficoltà di concentrazione o di memoria o problemi di umore.

Ciò che distingue le persone con ID da quelle che hanno passato una brutta notte di sonno accidentale è che le prime sperimentano questi problemi di sonno per almeno tre notti a settimana, per tre mesi o più, anche se le circostanze e le opportunità per dormire sono ideali. Inoltre, la diagnosi richiede che i problemi del sonno generino difficoltà nella vita quotidiana o che siano comunque percepite come causa di malessere durante il giorno.

Il disturbo dell'insonnia è di gran lunga il disturbo del sonno più comune, nonché il secondo disturbo neuropsichiatrico più diffuso, la cui prevalenza è decisamente aumentata negli ultimi decenni. I fattori di rischio maggiori sono costituiti dal sesso femminile e dall'età, e ne approfondiremo le ragioni nei capitoli successivi dedicati al rapporto tra ritmi circadiani, genere ed età.

La scienza ha dimostrato che esistono dei fattori ereditari che predispongono all'insonnia e non sorprende che alcuni geni coinvolti abbiano un ruolo importante nell'organizzazione neurale e siano molto attivi nel cervello. Tra questi, ci sono geni che sono implicati nel trasporto o nel metabolismo della serotonina o nella regolazione dei ritmi circadiani. Alcuni dei geni identificati sono stati studiati in modelli animali.

Topi con mutazioni in BTBD9, il principale gene associato all'insonnia in un importante studio del 2019 in cui sono stati analizzati i profili genetici di 1.331.010 soggetti, mostrano cambiamenti nella composizione delle sinapsi neurali e uno stato di ipereccitazione e ipervigilanza nella fase pre-sonno. Questi topi mutanti evidenziano anche una plasticità neurale alterata, con un potenziamento della memoria legata a esperienze negative (memoria della paura) e altre caratteristiche come una maggiore irrequietezza e una sensibilità termica modificata.

Tuttavia, l'insieme degli studi suggerisce che l'insonnia, come gran parte delle malattie e dei disturbi di cui soffriamo, dipenda dall'interazione di vari geni ereditari sui quali agisce però l'ambiente. Dopo che il concepimento ha posto le basi per il rischio di insonnia trasmesso da specifiche varianti genetiche, le condizioni di sviluppo possono influire sulla loro espressione attraverso cambiamenti epigenetici.[5] Diversi studi suggeriscono quindi che esperienze traumatiche della prima infanzia siano fondamentali per la vulnerabilità alla malattia in tarda età. Non entrerò nel dettaglio degli studi,

[5] Le modifiche epigenetiche del DNA sono cambiamenti di natura chimica che non alterano la sequenza dei nostri geni ma ne regolano l'espressione.

ma qui vale la pena sottolineare che un ambiente ostile durante la prima infanzia può avere effetti importanti e a lungo termine sul cervello: l'esperienza di apprendimento di "non essere al sicuro" durante un periodo critico per la plasticità cerebrale potrebbe, cioè, portare a un potenziamento sbilanciato dell'attività neurale nei circuiti che supportano la vigilanza.

Il rischio di insonnia aumenta non solo con esperienze infantili avverse, ma anche dopo traumi ed eventi importanti della vita adulta. Tuttavia, a differenza del trauma della prima infanzia, che porta a un aumento molto significativo della frammentazione della fase REM del sonno, il trauma degli adulti non si accompagna a queste modifiche.

Un'ipotesi affascinante – ma al momento solo un'ipotesi – ritiene che negli adulti gli eventi stressanti che hanno maggiori probabilità di provocare insonnia siano quelli per i quali ci si sente in qualche modo direttamente responsabili. Secondo questa teoria, gli eventi che sfuggono al nostro controllo avrebbero quindi un minore impatto sul ritmo sonno-veglia mentre nel determinare l'insonnia potrebbero avere un peso maggiore emozioni autocoscienti come senso di colpa, vergogna e imbarazzo, oppure paura, tristezza o emozioni che comunque sentiamo di subire. Quel che è certo è che la ruminazione (o rimuginio) mentale notturna, cioè la tendenza a ritornare di notte a esperienze o emozioni negative, al fine di tentare di comprenderle e razionalizzarle o di trovare una soluzione, è un fattore determinante nell'insonnia.

In generale, mentre è chiaro che soffrire di insonnia può causare un'alterazione dei ritmi circadiani (per esempio perché c'è una maggiore probabilità di consumare cibi e bevande durante le ore notturne) e alterazioni immunologiche, metaboliche e neurologiche che a lungo andare mettono a rischio la salute, al momento la scienza non ritiene che l'insonnia sia la diretta conseguenza di specifiche alterazioni molecolari dei ritmi circadiani. Gli scienziati pensano invece che le ragioni vadano cercate in circuiti neurali che fanno fatica a sincronizzarsi, nella tendenza del cervello al rimuginio (o ruminazione), all'eccessiva attivazione di aree che, anche durante la notte, mostrano un'attività tipica della veglia.

4.4 Dormire bene

Mentre il disturbo dell'insonnia sembra essere poco legato agli stimoli esterni che possono interferire con il ritmo sonno-veglia o interrompere le fasi del sonno, trovare un ambiente confortevole e allineare lo stile di vita ai ritmi circadiani può aiutare chi ogni tanto sperimenta qualche notte difficile.

Ecco un elenco di piccoli cambiamenti che possiamo apportare alle nostre giornate: evitare di bere caffè nel tardo pomeriggio (abbiamo visto che il caffè è un antagonista dell'adenosina, la molecola che ci fa sentire il bisogno di dormire), fare esercizio costante e moderato (aiuta ad allontanare lo stress e regolarizza il nostro metabolismo), ridurre il consumo di alcolici ed evitare di bere prima di andare a dormire (l'etanolo interferisce con le fasi del sonno e scardina l'architettura di questo delicato processo), non fumare (la nicotina è uno stimolante e il suo consumo, specie durante le ore notturne, è associato a disturbi del sonno), organizzare la stanza in modo che sia confortevole, fresca, buia e silenziosa (non è importante solo la qualità del materasso e del cuscino ma anche la temperatura della stanza, l'assenza di rumori e di fonti luminose, incluso il telefono cellulare!).

Altri utili consigli derivano direttamente dalla comprensione dei nostri orologi biologici e servono a sincronizzare il ritmo circadiano. Se abbiamo capito quanto sia essenziale il ruolo della luce per la regolazione dei nostri ritmi, è facile comprendere perché sia importante esporsi alla luce del Sole la mattina ed evitare le sorgenti luminose la sera, prima di andare a dormire e durante la notte, anche se ci si dovesse svegliare. Ma un altro fattore che regola (e disallinea) i nostri orologi biologici è il cibo: non stimolare il metabolismo con pasti serali troppo pesanti o troppo tardivi (bisognerebbe evitare di mangiare nelle tre ore che precedono il sonno) diventa un'abitudine essenziale per riposare bene.

5.
Ritmi circadiani e metabolismo

Satchin Panda è uno scienziato, un biologo, professore presso il Salk Institute di La Jolla, in California, e sicuramente uno dei più grandi esperti mondiali di metabolismo e ritmi circadiani. Molto di quello di cui parlerò in questo capitolo si basa sulle sue brillanti pubblicazioni scientifiche.

Satchin Panda è anche un divulgatore e in un suo recente TED Talk ha riassunto quelle che secondo lui, sulla base delle evidenze della scienza, sono le regole da seguire per vivere meglio, per sincronizzare i nostri ritmi circadiani. Tra queste, per lui la più importante è il digiuno circadiano.

Panda dice: prova a fare colazione a un orario costante ogni giorno, perché la colazione sincronizza tutti i ritmi circadiani nella maggior parte dei nostri organi. A partire dalla colazione, consuma tutti i pasti e le bevande della giornata entro le successive 8, 9, 10 o massimo 12 ore. Questo schema alimentare in cui ci si nutre entro un tempo costante e si lasciano tra le 12 e le 16 ore al digiuno è chiamato *time-restricted eating*, anche se oggi è diventato popolare come digiuno intermittente. Secondo Panda è questo il modo migliore per mantenere un robusto ritmo circadiano e per migliorare la gestione del peso, della pressione sanguigna, della glicemia, del sistema immunitario e di molte altre funzioni vitali.[1]

5.1 Dimmi quando mangi…

Subito dopo un pasto, la concentrazione di glucosio nel sangue (glicemia) aumenta. Se il pasto è molto leggero, l'aumento sarà lieve. Al contrario, se è abbondante, il picco glicemico sarà maggiore. Non conta però solo la quantità di cibo: anche il tipo di alimenti che consumiamo determina l'altezza del picco glicemico. Per esempio, a parità di calorie introdotte, uno spuntino a base di carboidrati semplici darà un picco glicemico maggiore rispetto a uno a base di proteine. Che quantità e qualità di nutrienti abbiano un impatto sul nostro metabolismo è noto da tempo. Più di recente, però, si è scoperto che anche il tempo agisce e regola l'attività metabolica. A parità di calorie e nutrienti, per esempio, gli adulti sani mostrano un aumento del glucosio postprandiale minimo dopo la colazione e massimo dopo la cena. Inoltre, somministrando a volontari sani un'infusione di glucosio per 24 ore, si osserva che, anche se l'infusione è costante, la glicemia sale di notte e scende verso l'alba. Il momento in cui mangiamo, indipendentemente dall'apporto calorico totale e dalla qualità dei macronutrienti, è dunque un fattore critico per il mantenimento della salute metabolica.

Gli ormoni sono prodotti seguendo ritmi circadiani ben precisi: l'insulina, la grelina, l'adiponectina e il cortisolo sono elevati al mattino-pomeriggio, mentre la melatonina, l'ormone stimolante la tiroide (TSH), la prolattina, la leptina,

[1] Cfr. Satchin Panda, *How Optimizing Circadian Rhythms Can Increase Healthy Years*, TEDxBoston, 10 dicembre 2021, https://www.youtube.com/watch?v=fciGNBN0nKM.

l'ormone della crescita (GH) e il fattore di crescita dei fibroblasti 21 (FGF-21) sono elevati durante la sera-notte. Questi ormoni ritmici regolano l'alimentazione, il metabolismo e il sonno e sincronizzano gli orologi endogeni.

Anche da un punto di vista molecolare, il legame tra l'orologio circadiano e il metabolismo è ben consolidato. Studi sui roditori, per esempio, hanno dimostrato che perturbazioni genetiche dell'orologio circadiano molecolare in grado di interrompere i ritmi circadiani sia a livello centrale sia a livello periferico sono associate alle caratteristiche della sindrome metabolica. Ma anche semplici alterazioni dei cicli luce-buio predispongono i topi all'intolleranza al glucosio, alla ridotta sensibilità all'insulina e alla disfunzione pancreatica. E, negli esseri umani, le persone che hanno variazioni nei geni coinvolti nell'orologio circadiano molecolare mostrano un aumento dei livelli ematici di glucosio.

Il rapporto fra nutrienti, metabolismo e ritmi circadiani è complesso e bidirezionale. Da una parte, i ritmi endogeni dei nostri organi – come fegato, pancreas, intestino – preparano il nostro corpo a utilizzare al meglio il cibo; d'altro canto, però, i nutrienti agiscono sui ritmi circadiani, alterandoli.

Nel primo capitolo abbiamo visto che c'è una zona del cervello, il nucleo soprachiasmatico (SCN) nell'ipotalamo dei mammiferi, che funziona come un pacemaker endogeno che genera e mantiene i ritmi circadiani in tutto il corpo. Ma abbiamo anche accennato al fatto che, accanto a questo orologio principale, esistono oscillatori periferici in quasi tutti i tessuti. Mentre il *master clock* del cervello è controllato dalla luce, gli orologi periferici subiscono l'influenza di vari fattori, di cui lo stato nutrizionale è il più importante. La desincronizzazione tra l'orologio centrale e quelli periferici, per esempio a causa di tempi alterati nell'assunzione di cibo, è correlata allo sviluppo di disturbi metabolici, tra cui l'obesità e il diabete di tipo 2, quello cioè tipicamente legato allo stile di vita.

Diversi esperimenti condotti su modelli animali hanno permesso di comprendere meglio il rapporto tra ritmo circadiano e metabolismo. Per esempio, i ricercatori hanno studiato l'effetto del digiuno per alcune ore del giorno confrontando gruppi identici di topi nutriti con la stessa dieta ipercalorica. L'unica differenza nell'esperimento stava nella disponibilità del cibo, che era di 24 ore al giorno nel gruppo di animali nutriti *ad libitum* mentre nell'altro gruppo era circoscritta solo alle 8-12 ore notturne (i topi, a differenza di noi umani, sono animali notturni: mangiano e sono attivi di notte e riposano di giorno). Alla fine dell'esperimento, durato 18 settimane, i ricercatori hanno osservato che i topi liberi di mangiare di giorno e di notte erano obesi e affetti da diverse patologie e alterazioni metaboliche, mentre il secondo gruppo, pur mangiando lo stesso cibo per qualità e quantità, era sano. Non solo: i ricercatori hanno continuato l'esperimento e dimostrato che, utilizzando lo schema di alimentazione ristretta alle 8-10 ore notturne, persino i topi obesi e malati recuperavano l'equilibrio metabolico perduto.

5.2 Il digiuno circadiano

Dal punto di vista dell'evoluzione, il digiuno è un fenomeno al quale, in condizioni naturali, gli animali sono regolarmente esposti. I pipistrelli per esempio, mammiferi incredibilmente longevi, mangiano per circa 4 ore e riposano nelle restanti 20.

Ma cosa possiamo dire degli esseri umani? Il digiuno circadiano è adatto anche a noi? Sicuramente gli esseri umani primitivi, tra un pasto e l'altro, avevano esperienza del digiuno ed era proprio la sensazione di fame che li spingeva ad affrontare i pericoli per procacciarsi il cibo. E questa ricerca richiedeva molte ore ed energie. Oggi, però, la maggioranza delle persone vive in una condizione in cui il cibo non manca mai. E, per questa ragione, viene consumato quasi di continuo. La minima sensazione di appetito – o spesso di noia – è immediatamente soddisfatta da nuovo cibo e, di conseguenza, il nostro corpo non raggiunge mai quello stato metabolico tipico del periodo di digiuno. Gli scienziati ritengono invece che i meccanismi metabolici che nel passato ci permettevano di resistere a lungo senza mangiare portino importanti benefici alla nostra salute.

Il glucosio è l'energia utilizzata dalle cellule del nostro corpo per produrre energia. Il fegato funge da deposito di glucosio, sotto forma di glicogeno: lo accumula quando ce n'è molto a disposizione mentre lo mobilizza e lo distribuisce agli altri tessuti quando la concentrazione ematica cala.

Con ampie variazioni che dipendono da una serie di fattori, tra cui l'attività fisica, dopo le 12 ore consecutive di digiuno il glucosio del sangue e il glicogeno del fegato non bastano più per produrre energia e si attiva quindi un metabolismo basato sul consumo dei grassi. Questo cambiamento metabolico, che ci permette di sopravvivere a lungo senza mangiare, ha effetti molto positivi sulla salute non solo perché mobilizza i grassi, permettendo quindi un miglioramento della composizione corporea, ma anche perché attiva una serie di reazioni metaboliche e adattamenti cellulari che sembrano essere positivi per il benessere di tutto il corpo. Ma questa non è la sola ragione per cui molti scienziati suggeriscono di restringere la finestra temporale dedicata all'alimentazione.

In natura, gli animali diurni come noi umani mangiano durante una frazione di ore del giorno e smettono completamente quando il Sole cala e arriva la notte. I ritmi di vita frenetici che noi umani ci siamo in qualche modo autoimposti ci portano invece a estendere le nostre ore di attività e di nutrizione ben oltre una frazione del giorno. Quanti di noi si svegliano intorno alle 6.00 del mattino e vanno a dormire non prima di mezzanotte? Questi ritmi intensi, spesso causati dal dover conciliare lavoro e vita privata, ci portano non solo a perdere preziose ore di sonno ma anche a consumare i nostri pasti nell'arco di 15 ore o più e ben oltre l'arrivo della sera. E questa abitudine porta alla desincronizzazione dei nostri orologi interni.

Proprio per capire l'effetto della nutrizione sui ritmi circadiani negli esseri umani, Satchin Panda e i suoi collaboratori hanno generato un'app scaricabile sullo smartphone, myCircadianClock, in modo da ricevere informazioni sulle abitudini alimentari dei cittadini degli USA. Conoscendo l'ossessione che molti di noi hanno per le fotografie, i ricercatori hanno chiesto agli utenti di scattare foto di tutti gli alimenti e le bevande consumati nel corso della giornata. In questo modo hanno potuto ricostruire la giornata tipo di un cittadino e hanno osservato che non solo non ci sono orari fissi nell'assunzione dei pasti, ma soprattutto che la maggior parte degli utenti mangia quasi tutto il giorno, per 15 ore o più.

Sulla base dei dati ottenuti sui topi che mostrano i benefici di una nutrizione ristretta a 8-12 ore, i ricercatori hanno chiesto ad alcuni utenti sovrappeso di ridurre la finestra temporale dedicata al cibo e di introdurre 12-14 ore di digiuno al giorno. Senza modificare il tipo di alimentazione, nel giro di 4 mesi queste persone hanno perso i chili in eccesso e migliorato la qualità del sonno.

Come ho ampiamente discusso in un recente libro dedicato all'alimentazione circadiana,[2] molti studi hanno di-

[2] Antonella Viola, Antonio Paoli, *Il digiuno intermittente. Tutti i benefici dell'alimentazione circadiana (e le risposte ai tuoi dubbi)*, Gribaudo, Milano 2023.

mostrato che restringere la finestra temporale dedicata alla nutrizione produce diversi benefici, quali una migliore regolazione della glicemia e della pressione sanguigna, un abbassamento dei valori dei grassi nel sangue, una maggiore resistenza durante l'esercizio fisico, una migliore funzionalità intestinale e una migliore qualità del sonno.

Sono state osservate anche riduzioni della crescita tumorale, del rischio di cancro e della gravità delle malattie neurodegenerative, anche se in questo momento si stanno conducendo diversi studi clinici controllati per capire se questi risultati preliminari siano riproducibili e utilizzabili in terapia.

Uno dei grossi problemi della sperimentazione umana, però, sta nel fatto che quando si riduce la finestra temporale dedicata all'alimentazione, come nello schema 8:16 del digiuno intermittente, di solito si riducono anche le calorie ingerite. E la restrizione calorica ha moltissimi effetti positivi sul metabolismo e sull'infiammazione. Quindi, mentre negli animali di laboratorio possiamo stimare in modo attendibile quali sono i vantaggi che derivano dalla restrizione calorica e quali da quella temporale, negli esseri umani è difficile ottenere risposte chiare.

5.3 Alterazioni dei ritmi circadiani

Se è vero che fare esperimenti sugli stili di vita della popolazione è complesso, è anche vero che esistono persone che per motivi di lavoro non riescono ad avere orari regolari e a prendersi cura dei propri ritmi circadiani.

Ci sono molti lavoratori che devono svolgere le loro mansioni di notte e che sono quindi costretti a invertire i propri orologi biologici. In Europa sono 29 milioni le lavoratrici e i lavoratori che fanno i turni di notte. Cosa ci dicono i loro dati? Studi epidemiologici hanno dimostrato che la privazione del sonno e il lavoro a turni sono correlati a una maggiore incidenza di malattie metaboliche, tra cui obesità e diabete, e cardiovascolari.

Pur non essendo ancora del tutto chiari i meccanismi responsabili di questo aumentato rischio di patologie osservato nei turnisti – sono stati chiamati in causa gli ormoni, la melatonina, così come il sistema immunitario e l'infiammazione –, si ritiene che uno dei fattori più importanti sia proprio il disallineamento dei ritmi circadiani, dovuto alla necessità di nutrirsi di notte.

Al di là di chi è costretto a fare i turni notturni, esiste infatti una vera e propria patologia caratterizzata dal fatto che i soggetti introducono oltre il 25% delle calorie giornaliere la notte, dopo cena: è la sindrome da alimentazione notturna. In questi pazienti non è il lavoro a turni a costringerli a mangiare fuori orario ma un disordine alimentare, spesso associato a mancanza di appetito e digiuno durante tutta la giornata e ad abbuffate notturne. Ebbene, anche questi soggetti mostrano un aumentato rischio di malattie cardiocircolatorie e metaboliche, tra cui obesità e diabete di tipo 2. Fra le terapie più interessanti per questi soggetti c'è quella con la luce (*bright light therapy*), che ha lo scopo di stimolare al mattino la retina degli occhi in modo da inviare il segnale di sveglia e di attività al *master clock* ipotalamico.

Le civiltà dell'antichità, dapprima con i Sumeri e gli Egizi e successivamente con gli Inca e gli Aztechi, veneravano il Sole come donatore e motore della vita. Il dio egizio Ra, il dio del Sole, rappresentava l'origine della vita, la forza e la salute. L'uso scientifico della luce per curare il corpo nei tempi moderni, tuttavia, è stato prevalentemente un'intuizione della medicina del XIX secolo. Mentre l'invenzione della lampadina cambiava le abitudini della società, alcuni medici iniziarono a vedere la lampadina da una prospettiva molto diversa. Tra questi, il dottor John Harvey Kellogg, un riformatore sanitario americano noto soprattutto per la sua invenzione dei famosi cereali cornflake. Già nella seconda metà dell'Ottocento, Kellogg sosteneva che la salute del corpo dovesse passare attraverso una dieta sana e la giusta composizione della "flora batterica" intestinale (quella che oggi conosciamo come microbiota intestinale) e proponeva ai suoi pazienti diete rigidamente vegetariane.

Per offrire alternative sane e vegetariane per la prima colazione, creò i famosi cereali che ancora oggi portano il suo nome (J.H. Kellogg però perse la compagnia a favore del fratello William). Kellogg amava la tecnologia e utilizzava già l'elettricità nel suo famoso sanatorio di Battle Creek nel Michigan, quando gli venne l'idea che la nuova lampadina potesse essere utilizzata per migliorare la salute attraverso la terapia della luce. E mise in atto questa sua idea in grande stile, brevettando addirittura una sorta di vasca luminosa in cui trattare i suoi pazienti. Anche in Europa, però, la terapia della luce o fototerapia veniva esplorata da medici come Auguste Rollier, conosciuto in Svizzera come il dottore del Sole, e, in Danimarca, da Niels Ryberg Finsen, che per i suoi studi sull'effetto curativo della luce ricevette nel 1903 il premio Nobel per la Medicina.

Da allora la fototerapia è stata utilizzata per scopi molto diversi e con svariati approcci che purtroppo includono anche una buona dose di pseudoscienza. Nei pazienti affetti da disordini dei ritmi circadiani, la *bright light therapy* sembra in ogni caso portare giovamento, aiutando non solo chi soffre di sindrome da alimentazione notturna ma anche chi fatica ad addormentarsi la sera (sindrome del sonno posticipato).

Nel complesso, queste osservazioni suggeriscono che i nostri stili di vita e i modelli quotidiani di attività, sonno e alimentazione possono influenzare notevolmente il nostro metabolismo e la nostra salute.

Al di là delle mode e delle diete per ragioni estetiche, dunque, molti scienziati ritengono che uno dei vantaggi di quello che oggi chiamiamo digiuno intermittente (intendendo la privazione di cibo prolungata durante la notte, per esempio dalle 18.00 alle 9.00) dipenda dalla sincronizzazione del *master clock*, l'orologio biologico regolato dalla luce del Sole, con gli orologi periferici sensibili ai nutrienti. Evitando di consumare cibo tardi la sera o di notte si permette al corpo di seguire i ritmi circadiani e di trovare la sua regolarità e l'equilibrio metabolico necessari a mantenerci in salute.

5.4 Il ritmo dei nostri microbi

Un meccanismo attraverso il quale l'alterazione dei ritmi circadiani può favorire lo sviluppo della sindrome metabolica vede come protagonista il microbiota intestinale, quell'insieme di microrganismi che abita il nostro tratto gastrointestinale. Il microbiota istruisce il sistema immunitario, partecipa al mantenimento dell'integrità della barriera intestinale,[3] contribuisce alla digestione e all'assorbimento degli alimenti e produce anche una serie di ormoni. Sulla base delle scoperte degli ultimi vent'anni possiamo dire che il microbiota è una sorta di "organo metabolico ausiliario".

[3] La barriera intestinale è costituita dalle cellule che rivestono l'intestino e che permettono di separare l'ambiente esterno, dove transita il cibo, da quello interno, dove viene assorbito ciò che è utile. Essa ha due compiti fondamentali: l'assorbimento dei nutrienti e la protezione da molecole indesiderate o microbi pericolosi. La perdita di integrità della barriera (sindrome dell'intestino permeabile) permette il passaggio di molecole che stimolano l'infiammazione e favoriscono lo sviluppo di malattie infiammatorie croniche intestinali e di molte altre patologie sistemiche.

Evidenze recenti dimostrano che anche i microrganismi che compongono il microbiota intestinale hanno dei ritmi quotidiani che sono interconnessi con i nostri. Questo significa che i segnali provenienti dal nostro corpo influenzano le fluttuazioni diurne nel microbiota, ma è anche vero che a sua volta il microbiota può regolare il nostro equilibrio circadiano e metabolico. I batteri, in particolare, producendo ciclicamente molecole che agiscono sulle nostre cellule, possono regolare l'espressione di geni, modulando o potenziando i ritmi interni.

Le interruzioni di questa relazione potrebbero avere conseguenze importanti per il metabolismo dell'ospite e potrebbero favorire lo sviluppo della sindrome metabolica e delle patologie a essa correlate. E, in effetti, la sindrome metabolica è strettamente associata all'alterazione patologica della composizione della comunità batterica intestinale (o disbiosi intestinale). Per esempio, nei soggetti affetti da obesità e patologie metaboliche è stato riscontrato un aumento del rapporto tra *Firmicutes* e *Bacteroidetes* e un aumento dell'abbondanza relativa di *Proteobacteria*, nonché alterazioni in batteri come *Lactobacillus* e *Clostridium*. Al contrario, il trapianto di microbiota fecale prelevato da soggetti sani migliora la sindrome metabolica e modifica la comunità microbica dei pazienti, nei quali si osserva un aumento di *Akkermansia* e *Bifidobacterium*. Nei topi, in cui si possono condurre esperimenti più diretti, i risultati sono ancora più eclatanti. Topi inclini all'obesità perdono questa caratteristica quando il loro microbiota viene alterato. D'altro canto, se si preleva il microbiota di animali che hanno la tendenza a diventare obesi e lo si trasferisce in topi magri, questi ultimi tenderanno all'obesità come i donatori dei microbi.

Ci sono poi batteri specifici associati al metabolismo e al suo equilibrio. Per esempio, *Akkermansia muciniphila* è negativamente correlato con l'obesità, il diabete di tipo 2 e l'ipertensione e la somministrazione di questo batterio o di suoi componenti purificati ha effetti metabolici benefici anche negli esseri umani, migliorando significativamente la sensibilità all'insulina e riducendo il colesterolo totale. Pertanto, il microbiota può influenzare negativamente o positivamente le caratteristiche della sindrome metabolica.

Ebbene, i ricercatori hanno osservato che il trasferimento di microbiota fecale da topi con ritmi circadiani alterati (e con disfunzione metabolica causata dal disturbo circadiano) a topi di controllo è sufficiente per indurre disfunzione metabolica nei riceventi. Dunque, è altamente plausibile che anche negli esseri umani gli effetti dei disturbi circadiani sulla salute – come il maggiore rischio di malattie metaboliche, cardiocircolatorie o persino oncologiche – possano dipendere almeno in parte dagli effetti che l'interruzione del ritmo circadiano ha sul microbiota. Secondo alcuni ricercatori, l'abitudine di mangiare durante le ore dedicate al riposo provocherebbe un'alterazione del microbiota, con riduzione di quei batteri che hanno azione protettiva e antinfiammatoria (una condizione definita disbiosi intestinale). Questa disbiosi amplificherebbe, per esempio, l'effetto pro-tumorale dell'etanolo sull'intestino, aumentando il rischio di cancro del colon-retto.

Se quindi è senz'altro vero che il benessere del nostro intestino – e di conseguenza di tutto il corpo – dipende moltissimo da "cosa" mangiamo, i dati ci indicano sempre di più che esso dipende anche da "quando" mangiamo.

Perché, come dice Satchin Panda, il modo attuale di prendersi cura della propria salute solo contando le calorie e i passi è davvero preistorico.

6.
Il ritmo del dolore

Nel secondo capitolo del capolavoro di Michail Bulgakov, *Il Maestro e Margherita*, Ponzio Pilato è costretto, durante un atroce attacco di emicrania, a occuparsi dell'interrogatorio del profeta e predicatore Iešua: "Sì, non ci sono dubbi, è lei, di nuovo, l'invincibile, spaventosa malattia... l'emicrania, quando metà della testa fa male... non ci sono mezzi per difendersi, nessuna salvezza... proverò a non muovere la testa".[1]

Bulgakov era un medico e non sorprendono quindi la precisione e l'efficacia della descrizione dei sintomi di Ponzio Pilato: dapprima l'insofferenza agli odori (l'odore dell'olio di rose che sembra impregnare l'aria), poi la sensazione delle pulsazioni alla tempia e del peggioramento causato dai movimenti. Pilato arriva a desiderare la morte – "Veleno, datemi del veleno!" – pur di porre fine alle sue sofferenze.

La descrizione dell'attacco di emicrania è così vivida e accurata che è possibile che Bulgakov abbia attinto non solo alle sue conoscenze mediche ma anche alla sua esperienza personale. C'è infatti un aspetto particolarmente interessante nel racconto: l'attacco di emicrania di Pilato arriva nelle

[1] Michail Bulgakov, *Il Maestro e Margherita*, trad. it. di Margherita Crepax, Feltrinelli, Milano 2014, p. 48.

prime ore di un mattino primaverile. Quando Bulgakov scriveva, la comunità scientifica non sapeva nulla di ritmi circadiani né tanto meno del loro legame con il dolore. Oggi invece sappiamo che l'emicrania ha una sua ritmicità circadiana e che si manifesta prevalentemente nelle mattine della primavera e dell'autunno.

6.1 Una questione di testa

Tutti abbiamo esperienza del dolore fisico. I più fortunati solo occasionalmente, ma qualcuno, purtroppo, frequentemente. Molto spesso chi soffre di dolore cronico si sente ripetere che in fondo il dolore è tutta una questione di testa: questa frase è vera, ma non nel modo in cui in genere la si intende.

L'Associazione internazionale per lo studio del dolore, l'International Association for the Study of Pain (IASP), definisce il dolore come un'esperienza. Il dolore è solitamente innescato da messaggi inviati dai tessuti in seguito a un danno. Il sistema del dolore codifica e trasmette informazioni sensoriali dalla periferia al sistema nervoso centrale, in modo tale da poter mettere in atto comportamenti e meccanismi protettivi. Per esempio, il dolore che proviamo se ci avviciniamo inavvertitamente a un'intensa fonte di calore ha lo scopo di farcene allontanare, per evitare un'ustione più grave.

I neuroni che trasportano questi messaggi sono chiamati nocicettori, o recettori del pericolo. Il termine "nocicezione", che è l'unione di due parole: "nocivo" e "ricezione", sta a indicare il sistema che rileva e trasmette eventi dannosi, pericolosi per il corpo. Nonostante la stimolazione dei nocicettori non sia né sufficiente né necessaria per avvertire il dolore, la maggior parte delle volte il dolore acuto è associato a questo tipo di stimolazione.

Quando il messaggio arriva al cervello, inizia un'elaborazione delle informazioni. Che tipo di danno stiamo subendo? Quando è davvero pericoloso? Per rispondere, il cervello attinge alle informazioni in suo possesso, elaborando esperienze precedenti, memoria, cultura. La sensibilità al dolore varia ampiamente da persona a persona. La ricerca ha osservato che le valutazioni del dolore in risposta a stimoli apparentemente identici possono variare da "nessun dolore" a "dolore lancinante". Non si conoscono con esattezza le cause di questa grande variabilità, ma entrano senz'altro in gioco fattori genetici, differenze di genere, così come fattori ambientali, socioeconomici, psicologici e culturali.

Il dolore acuto, come abbiamo visto, serve a segnalare un pericolo. Quando nella folla qualcuno ci calpesta inavvertitamente le dita dei piedi, i nocicettori inviano dei segnali al cervello, che deve decidere quanto è serio il pericolo. Potremmo banalizzare dicendo che, se il cervello percepisce il dolore come un pericolo a cui prestare attenzione, l'entità del dolore cresce o persiste fino a quando il problema non viene risolto; in caso contrario, il dolore viene messo a tacere. Questo sistema funziona abbastanza bene per il dolore acuto, come una ferita o una scottatura. Ma cosa accade in condizioni di dolore cronico? Il sistema del dolore si adatta in risposta agli stimoli dolorosi.

Dopo la stimolazione del dolore acuto, i siti della lesione originale possono diventare ipersensibili agli stimoli nocivi (condizione nota come iperalgesia) o anche agli stimoli normali (si parla di allodinia). Si tratta di una sensibilizzazione periferica, come può accadere quando in estate prendiamo troppo sole e toccare la pelle o fare una doccia tiepida trasmette una sensazione di fastidio o in qualche caso di dolore. A volte, invece, queste condizioni dipendono da cambiamenti nel sistema nervoso centrale, a causa di una risposta aumentata innescata da una stimolazione di lunga durata. Mentre però si ritiene che la sensibilizzazione acuta sia utile per promuovere il comportamento di guarigione e la protezione delle ferite, le alterazioni della sensibilità del dolore possono contribuire allo sviluppo di stati di dolore cronico dannosi per il benessere di un individuo. Questo accade per esempio nelle malattie autoimmuni, come l'artrite reumatoide, in cui si può avere una sensibilizzazione al dolore che porta il cervello a essere in uno stato di allerta costante.

In realtà, le neuroscienze oggi ritengono che la percezione e la modulazione del dolore siano molto più complesse di così. Possiamo pensare al dolore come a un'esperienza cosciente che emerge in risposta all'attività in una particolare rete di cellule sparse nel cervello. Le cellule di questa rete non sono sensibili però solo agli stimoli inviati dai nocicettori, ma prendono parte anche ad altri circuiti, legati per esempio alle emozioni. Ecco perché spesso le emozioni, come la paura del dolore stesso, possono amplificare la percezione del dolore.

Prima vi ho detto che il dolore è definito come un'esperienza. Tuttavia, la definizione completa del dolore data dallo IASP è di "un'esperienza sensoriale ed emotiva spiacevole associata o che richiami un danno tissutale effettivo o potenziale". Questa definizione riconosce che il dolore può verificarsi in assenza di danno tissutale identificabile, come accade per esempio nella fibromialgia. E, poiché il dolore è sempre soggettivo, la segnalazione del dolore da parte di un paziente dovrebbe essere accettata per reale, anche in assenza di danno tissutale. Esistono infatti almeno tre diverse forme di dolore cronico: nocicettivo, neuropatico e nociplastico.

Il dolore nocicettivo è quello che abbiamo descritto come conseguenza di un danno ai tessuti; un esempio di dolore nocicettivo cronico è quello che si ha nelle artriti, una serie di condizioni in cui il tessuto osteoarticolare è danneggiato dall'infiammazione.

Il dolore neuropatico è invece la conseguenza di un danno o un'alterazione a carico del sistema nervoso sensoriale. Un esempio è la sindrome del tunnel carpale, una compressione di un nervo che crea dolore e disabilità a livello della mano.

Infine, c'è il dolore nociplastico, che probabilmente deriva dall'elaborazione anormale da parte del cervello dei segnali del dolore, senza alcuna chiara evidenza di danno tissutale o in assenza di una patologia a carico del sistema sensoriale. Queste condizioni includono stati dolorosi come la fibromialgia, la sindrome dell'intestino irritabile e altre condizioni in cui il dolore non è associato a una causa specifica (come alcune forme di dolore pelvico o alla schiena o alla testa).

Nonostante queste categorie, è sempre più evidente che esistono condizioni di dolore cronico per le quali è difficile trovare definizioni precise e che esistono molte sfumature che la ricerca dovrà comprendere per poter liberare i pazienti dal giogo della sofferenza cronica. E una di queste sfumature sta nei ritmi con cui il dolore si manifesta.

6.2 Il giorno e la notte

Il dolore è strettamente legato ai ritmi circadiani. E in modo bidirezionale. Prove cliniche e sperimentali suggeriscono che la risposta al dolore varia durante il giorno in entrambi i sessi, sia negli animali sia negli esseri umani. Le soglie del dolore, per esempio, sembrano cambiare molto nell'arco delle 24 ore, secondo uno studio che ha coinvolto persone sane.

I ritmi del dolore negli esseri umani cambiano in risposta

al tipo di dolore e quindi alla sua causa. Per esempio, il dolore che dipende dall'infiammazione e dal danno ai tessuti mostra tipicamente un picco al mattino. I pazienti affetti da artrite reumatoide,[2] una delle condizioni di dolore cronico più studiata in relazione ai ritmi circadiani, riferiscono di provare dolore e rigidità al mattino e di migliorare nel tardo pomeriggio. Questo probabilmente dipende dalla ritmicità dell'infiammazione e delle molecole che ne portano i messaggi (le citochine infiammatorie), le quali mostrano un picco di concentrazione nel sangue nelle prime ore del mattino.

Il dolore neuropatico, invece, sembra avere dei picchi durante la notte. Studi effettuati su pazienti affetti da neuropatia diabetica[3] o da nevralgia posterpetica[4] sono stati molto utili nel mostrare la ritmicità del dolore e il suo acuirsi nelle ore serali e notturne, mostrando un andamento opposto al dolore da infiammazione.

Sono state avanzate numerose ipotesi per spiegare le ragioni del ritmo circadiano del dolore non associato a danno tissutale ed è stato chiamato in causa il ritmo circadiano degli oppioidi endogeni. Si tratta di sostanze prodotte dal nostro stesso organismo (da cui il temine "endogeno") che hanno la capacità di inibire la percezione del dolore. Il loro nome è legato al fatto che la scoperta degli oppioidi prodotti dal nostro corpo è successiva a quelli degli oppioidi esogeni, come la morfina e tutti i farmaci derivati dal papavero da oppio. I ricercatori, infatti, immaginarono che gli effetti di

[2] L'artrite reumatoide è una malattia autoimmune caratterizzata da una forte infiammazione delle articolazioni. Il sistema immunitario causa un danno tissutale che genera infiammazione e dolore cronici.

[3] Una delle complicazioni del diabete è la neuropatia periferica, un disturbo della trasmissione sensoriale che può causare sintomi molto diversi, da formicolii o dolore vero e proprio, fino alla perdita della sensibilità e all'intorpidimento.

[4] È una complicanza dell'infezione da *Herpes zoster*, conosciuta come fuoco di Sant'Antonio.

queste note sostanze psicoattive dipendessero dalla presenza sui nostri neuroni di specifici recettori in grado di legarsi a tali sostanze e di modificare così l'attività del cervello. E, in effetti, non solo dimostrarono l'esistenza di questi recettori ma anche delle molecole che fisiologicamente sono deputate a stimolarli: gli oppioidi endogeni. Si tratta di sostanze naturali che intervengono nella regolazione di molte funzioni, dall'appetito al desiderio sessuale, e sono coinvolte in patologie come i disturbi d'ansia o la depressione. E, naturalmente, hanno azione analgesica. È stato quindi ipotizzato che le fluttuazioni circadiane nei livelli di questi oppioidi endogeni possano alterare la soglia del dolore nel corso della giornata. I livelli di beta-endorfina, per esempio, sono più alti nelle prime ore del mattino e più bassi la notte.

Un'altra potenziale spiegazione per la ritmicità circadiana del dolore cronico coinvolge ancora una volta il sistema immunitario. In questo caso, però, come vedremo meglio più avanti, la causa potrebbe trovarsi nei ritmi circadiani delle cellule del sistema immunitario residenti nel cervello, la microglia, e al loro ruolo nella modulazione della percezione del dolore.

Tra le condizioni dolorose tipicamente associate ai disturbi circadiani rientra la cefalea a grappolo. Si tratta di un mal di testa molto doloroso, che colpisce un solo lato del cranio, con attacchi ripetuti e insopportabili per il paziente. La cefalea a grappolo ha un'incidenza di circa 1 persona su 1000 e inizia tra i 20 e i 40 anni, con un rapporto di 3:1 tra maschi e femmine, sebbene oggi ci siano evidenze che nelle donne questa patologia possa essere stata sottodiagnosticata. È spesso descritta come una delle esperienze umane più dolorose ed è stata soprannominata "mal di testa da suicidio", poiché oltre il 50% dei pazienti ha contemplato questa possibilità. Gli attacchi si verificano solitamente in periodi specifici della giornata e dell'anno. La maggior parte dei malati subisce questi dolori di notte, verso le 2, e in periodi dell'anno come la primavera o l'autunno. Molti biomarcatori del ciclo circadiano sono alterati nella cefalea a grappolo, inclusi il cortisolo (ormone diurno) e la melatonina (ormone notturno). C'è poi un aspetto molto interessante: l'alcol è il fattore scatenante più frequente della cefalea a grappolo e ci sono indicazioni che l'etanolo alteri molteplici aspetti del ciclo circadiano. Allo stesso modo, molti pazienti affetti da cefalea a grappolo fumano, e, come per l'alcol, è stato riportato che la nicotina sia in grado di modificare l'orologio circadiano.

Anche la più comune emicrania mostra una ritmicità, presentandosi più frequentemente al mattino o a metà giornata. Di recente si è osservato che chi ha l'abitudine di andare a dormire presto e svegliarsi presto ha tendenzialmente l'emicrania al mattino; viceversa, chi va a letto tardi e si sveglia quindi più tardi avrà l'emicrania nella parte centrale del giorno.

6.3 Stili di vita e dolore

Negli ultimi due secoli, gli esseri umani hanno adottato stili di vita che interferiscono con la regolarità dei ritmi circadiani. Gli esempi di fattori ambientali o comportamentali che alterano o indeboliscono i ritmi circadiani sono numerosi e di alcuni abbiamo già parlato. Per esempio, abbiamo visto che una grossa fetta (tra il 15 e il 25%) della popolazione attiva mondiale è coinvolta nel lavoro a turni, ma a questo va aggiunto che circa il 70% della popolazione sperimenta regolarmente cicli sonno-veglia che sono diversi durante il fine settimana rispetto a quelli delle giornate lavorative – un fenomeno noto come jet lag sociale, di cui parleremo più avanti. Inoltre, l'80% della popolazione mondiale è esposta all'inquinamento luminoso notturno, che altera i segnali inviati dalla retina al *master clock* ipotalamico. Per non parlare di quanti trascorrono le ore serali davanti a computer e cellulari o mangiano in tarda serata se non addirittura nel cuore della notte.

Numerosi studi scientifici dimostrano che l'alterazione dei ritmi circadiani può modificare le soglie del dolore. Come abbiamo già osservato, la desincronizzazione dei ritmi circadiani è spesso associata all'infiammazione, che ha effetti diretti sul dolore; stesso discorso per gli ormoni, anch'essi alterati quando perdiamo il ritmo circadiano. Studi sui lavoratori turnisti hanno spesso evidenziato una soglia del dolore più bassa e una maggiore frequenza di dolore alla schiena in questi soggetti.

Se quindi, da una parte, il disturbo dei ritmi circadiani può alterare le soglie del dolore o interferire con il sistema che ci permette di percepirlo, dall'altra il dolore cronico può alterare i ritmi circadiani, per esempio disturbando i cicli sonno-veglia e i ritmi che regolano l'espressione di specifici geni. Questa duplice interazione tra dolore e ritmi circadiani potrebbe tradursi in un'amplificazione del dolore cronico. Un esempio clinicamente rilevante di questo ciclo non virtuoso si osserva nei pazienti con fibromialgia, in cui i cicli sonno-veglia e altri processi ritmici sono disturbati da intenso dolore cronico.

7.
Il ritmo del sistema immunitario

Nella Grecia antica, il medico Ippocrate descrisse per la prima volta i sintomi di un'antichissima e particolare forma di febbre capace di uccidere, quella che oggi chiamiamo malaria. Nelle *Epidemie*, il padre della medicina descrive le caratteristiche tipiche della febbre intermittente: "Quando i parossismi[1] cadono nei giorni pari, le crisi saranno nei giorni pari; e quando i parossismi cadono nei giorni dispari, le crisi saranno nei giorni dispari".[2] Ippocrate fu il primo a descrivere chiaramente i diversi tipi di malaria e a classificarli in base alla periodicità della febbre: terzana, quartana o anche quotidiana.

Oggi sappiamo che la malaria è causata da un microrganismo (*Plasmodium*), introdotto nel sangue di una persona attraverso la puntura di una zanzara (*Anopheles*) infetta. Sappiamo che esistono diversi tipi di microrganismi che possono causare la malaria (*P. falciparum*, *P. vivax*, *P. malariae*, *P. ovale*, *P. knowlesi*) e che ognuno di essi ha un proprio ciclo riproduttivo che determina i sintomi nei pazienti. La malaria

[1] L'alternanza di freddo, brividi, febbre e sudorazione e l'esacerbazione degli stessi.

[2] Hippocrates, *Epidemics. The Works of Hippocrates*, Loeb Classical Library, Boston 1923.

e il parassita che la causa, il *Plasmodium*, sono entità fondamentalmente ritmiche. I pazienti infettati da *P. falciparum* presentano spesso cicli febbrili di 48 ore e questi cicli coincidono con lo stadio ematico dell'infezione.

Una volta inoculati, i parassiti, chiamati sporozoiti, seguono il flusso sanguigno fino al fegato, dove invadono le sue cellule, gli epatociti. Qui i parassiti crescono e si moltiplicano a tal punto che gli epatociti si rompono, rilasciando nel flusso sanguigno una forma di *Plasmodium* detta merozoite. Nel sangue i merozoiti invadono rapidamente i globuli rossi, replicandosi nell'arco di 24-72 ore per formare nuovi merozoiti. I globuli rossi infetti vengono sottoposti a lisi e i nuovi merozoiti infettano nuovi globuli rossi, determinando un ciclo che amplifica continuamente il numero di parassiti in una persona infetta.

All'interno dei globuli rossi, i parassiti transitano attraverso tre stadi di sviluppo morfologicamente distinti che possono essere visualizzati mediante microscopia. La popolazione di parassiti nell'ospite tende a subire questo ciclo in modo sincrono, sebbene separatamente nei singoli globuli rossi. Le caratteristiche febbri intermittenti osservate in molti pazienti dipendono quindi dalla rottura simultanea dei globuli rossi e dal successivo rilascio di merozoiti. Questi ritmi sono dettati da oscillazioni circadiane intrinseche dei parassiti e dalle interazioni di questi ultimi con i ritmi circadiani dei loro ospiti.

7.1 Il Covid-19

Quasi ogni essere vivente sulla Terra possiede un orologio circadiano interno che ne regola la fisiologia e il comportamento. Ma cosa possiamo dire dei virus? A differenza degli esseri viventi, i virus non sono autonomi, nel senso che dipendono interamente dai macchinari della cellula ospite per la loro replicazione e diffusione. Non sorprende quindi che non abbiano un proprio ritmo; tuttavia, le infezioni virali sono strettamente legate agli orologi circadiani degli ospiti infettati.

I ritmi circadiani agiscono su diversi tipi di infezioni virali sistemiche, comprese quelle del virus dell'influenza e dei virus dell'herpes. Gli esperimenti di laboratorio hanno mostrato che l'ora alla quale avviene l'infezione determina quanto il virus si replicherà e quindi influenzerà il decorso della malattia. Inoltre, le alterazioni del nostro orologio circadiano favoriscono una rapida replicazione e diffusione del virus, causando infezioni più gravi.

Sebbene non ci siano ancora dei dati conclusivi, molti aspetti dell'infezione da SARS-Cov-2 sembrano dipendere dall'ora del giorno del contagio. Per esempio, in esperimenti su cellule umane si è osservato che l'ingresso e la replicazione virale sono regolati in modo circadiano, il che significa che i ricercatori hanno misurato picchi di infezione e replicazione del virus a tempi specifici e costanti. Inoltre, anche la risposta al virus da parte delle cellule umane sembra dipendere dal momento dell'incontro con il patogeno.

Un altro aspetto che è stato analizzato è l'effetto del ritmo sonno-veglia sulla gravità dell'infezione. Diversi studi, tra cui uno molto ampio con oltre 500.000 partecipanti, hanno osservato che le persone che soffrono di sonnolenza durante il giorno sono maggiormente a rischio di ospedalizzazione. Naturalmente, però, in questi casi è difficile capire se la fragilità al virus dipenda direttamente da un'alterazione del ritmo circadiano o se sia la conseguenza di altre patologie che rendono i soggetti insonni e stanchi.

7.2 L'asma

L'asma è una delle malattie respiratorie più diffuse al mondo e rappresenta la più comune patologia cronica dei bambini. Secondo i dati dell'Organizzazione delle Nazioni Unite (ONU), nel 2019 circa 262 milioni di pazienti hanno sofferto di asma nel mondo e la malattia ha causato la morte di quasi mezzo milione di persone. Si tratta di una patologia in cui le vie respiratorie si restringono e si riempiono di muco a causa di una condizione d'infiammazione cronica. Questa provoca le ben note crisi respiratorie, il respiro sibilante e la tosse.

I sintomi dell'asma peggiorano di notte, soprattutto nelle ore che precedono il mattino, al punto che si parla di "asma notturno". Già nel 1698, il medico sir John Floyer scriveva che "al primo risveglio, verso l'una o le due della notte, l'attacco d'asma si manifesta in modo più evidente".[3] Il peggioramento notturno dell'asma si osserva nel 75% dei pazienti e il più alto tasso di crisi asmatiche che portano a insufficienza respiratoria o al decesso si verifica durante la notte. Tuttavia, fino a pochi anni fa, non era chiaro se l'aggravamento notturno dei pazienti asmatici dipendesse da fattori ambientali e comportamentali, come la posizione che il corpo assume la notte o il sonno stesso, o se invece la causa fosse da ricercare nei ritmi intrinseci generati dall'orologio biologico interno. Alcuni studi avevano identificato una maggiore infiammazione nelle vie respiratorie dei pazienti asmatici nelle ore notturne, ma solo nel 2021 è stato effettuato uno studio per distinguere il contributo del sistema circadiano rispetto agli altri fattori ambientali e comportamentali.

I ricercatori hanno sottoposto i pazienti con asma a due

[3] John Floyer, *A Treatise of the Asthma*, Wilkin, London 1698.

protocolli complementari: una routine costante e un protocollo volto a desincronizzare i ritmi circadiani. I risultati di questa sperimentazione hanno rivelato che il sistema circadiano endogeno svolge un ruolo importante nella modulazione della funzionalità polmonare e della gravità dell'asma, indipendentemente dal sonno e da altri fattori comportamentali o ambientali. Nonostante questi risultati siano da ampliare e confermare, tutto lascia pensare che la ritmicità dell'asma e i sintomi dell'asma notturno siano legati alle oscillazioni del sistema immunitario.

7.3 Oscillazioni circadiane

Come abbiamo visto nei primi capitoli, si ritiene che i ritmi circadiani si siano evoluti negli organismi per anticipare i cambiamenti ambientali. I ritmi circadiani conferiscono vantaggi competitivi agli organismi e la loro interruzione comporta un costo in termini di fitness. Tra le funzioni complesse scandite dall'orologio circadiano ci sono le risposte immunitarie.

Quando parliamo di sistema immunitario e delle sue risposte dobbiamo ricordare che ci riferiamo a una complessa rete (*network*) fatta di tessuti, cellule e molecole di varia natura. Le risposte immunitarie si sono evolute per proteggerci dagli attacchi degli organismi patogeni – virus, batteri, funghi e parassiti – e sono organizzate secondo diverse linee di difesa. L'infiammazione è la risposta immediata dei nostri tessuti a un danno e ha lo scopo di proteggerci, eliminando la causa del danno e innescando il processo di guarigione delle ferite. L'infiammazione è rapida nella partenza, spesso intensa e di breve durata (infiammazione acuta) ed è coordinata da una serie di molecole note come citochine infiammatorie. Le citochine infiammatorie controllano i movimenti delle cellule del sistema immunitario deputate a eliminare i patogeni o i detriti cellulari così come gli effetti locali (il gonfiore, il rossore e il dolore di un ginocchio contuso o di un dito con patereccio, più noto come "giradito") o sistemici (la febbre e il mal di testa a seguito di un'influenza) del processo infiammatorio.

La produzione da parte del midollo osseo di cellule dell'immunità, la loro mobilizzazione e ancor di più l'aumento della temperatura tipico dei processi febbrili hanno lo scopo di difenderci, ma hanno anche un elevato costo energetico. Così come ha un grande costo energetico la rigenerazione di un tessuto o la guarigione di una ferita. Non solo: l'infiammazione è spesso associata a un danno tissutale collaterale ed è quindi importante evitare risposte infiammatorie incontrollate o irrisolte. L'orologio circadiano controlla i tempi e la durata dell'espressione delle citochine infiammatorie, facendo in modo che il picco dell'infiammazione avvenga al momento giusto, per limitare i danni e per non distogliere energie alle funzioni tipiche della veglia.

Come abbiamo visto nel capitolo 4, il rapporto tra sonno e infiammazione è molto stretto e ha una duplice natura. Per esempio, tutti avremo manifestato quella sonnolenza tipicamente associata all'influenza: durante un'infezione sistemica, infatti, si assiste a una modifica del ritmo sonno-veglia e delle proprietà stesse del sonno. Dormire in sostanza permette al sistema immunitario di funzionare in modo bilanciato, mentre al contrario la privazione del sonno, alterando e indebolendo il sistema immunitario, a lungo andare può farci ammalare.

Ma, oltre all'infiammazione, il sistema immunitario ci protegge con l'attivazione di risposte specifiche e mirate a eliminare e ricordare i patogeni (i linfociti T e gli anticorpi). Questa è una linea di difesa essenziale per sopravvivere in un ambiente pieno di potenziali minacce. La memoria immunologica, ovvero la caratteristica di conservare nel nostro corpo, dopo un'infezione, anticorpi e cellule in grado di bloccare sul nascere un secondo o terzo attacco da parte dello stesso microbo, ci permette di vivere nel nostro ambiente abituale – nel quale vivono stabilmente anche i patogeni – senza ammalarci di continuo. Abbiamo già visto come durante la notte ci siano dei picchi di citochine che servono a fortificare le cellule deputate a proteggerci. Ma il ritmo circadiano non controlla solo la produzione di citochine. Anche il numero di globuli bianchi nel sangue è circadiano, con un picco durante la fase di riposo. Al contrario, la migrazione dei linfociti all'interno dei tessuti è massima durante il giorno: è infatti durante la fase attiva che gli animali hanno le maggiori probabilità di incontrare virus o batteri, ed è quindi necessario che le cellule deputate a sorvegliare i tessuti siano presenti e possano svolgere il loro compito. Il fatto che i linfociti T e B, ovvero le cellule deputate a sviluppare la memoria immunologica, siano più attive di giorno ha, come vedremo in seguito, importanti implicazioni per le vaccinazioni.

I meccanismi molecolari che regolano il funzionamento circadiano del sistema immunitario sono molto complessi e vanno ben oltre gli scopi di questo libro. Tuttavia, qui mi sembra importante sottolineare che, accanto ai geni e alle proteine che segnano il ritmo all'interno delle cellule, altri fattori possono concorrere a scandire le oscillazioni del nostro sistema di difesa. Per esempio, il metabolismo che, come abbiamo visto, è fortemente controllato dai ritmi circadiani e che oggi sappiamo essere uno dei fattori più importanti nel determinare l'azione delle cellule del sistema immunitario. O i livelli di cortisolo, che sono massimi al risveglio. Il cortisolo è un ormone che modula la risposta immunitaria in modo complesso: ha una forte azione immunosoppressiva (e, infatti, i farmaci a base di questo ormone[4] vengono utilizzati per spegnere l'infiammazione o trattare le malattie autoimmuni) ma, d'altro canto, esso stimola alcune funzioni e si ritiene che le sue oscillazioni contribuiscano a regolare la migrazione dei linfociti nel nostro corpo. Infine, come abbiamo già detto, i nostri ritmi circadiani interagiscono con quelli del nostro microbiota. E questa interazione si riflette sul sistema immunitario.

7.4 Microbiota e sistema immunitario

Molti studi hanno collegato i ritmi circadiani alla funzione dell'apparato digerente, al microbiota intestinale e al funzionamento del sistema immunitario. Lo schema temporale con cui assumiamo il cibo esercita una forte influenza sugli orologi periferici e provoca fluttuazioni nel microbiota, nella motilità delle cellule intestinali e nell'assorbimento dei nutrienti. Quando mangiamo, inneschiamo anche il rilascio ritmico di molecole che agiscono sulle cellule immunitarie, di cui l'intestino è ricco, e ne influenzano l'attività. A livello intestinale, sembra esistere un delicato equilibrio circadiano tra la stimolazione della permeabilità intestinale e l'aumento della sorveglianza immunitaria intestinale. Per favorire l'assorbimento dei nutrienti, quando mangiamo c'è una stimolazione della permeabilità intestinale che però si porta dietro il rischio di far passare all'interno del nostro corpo anche

[4] Il cortisolo è un ormone glucocorticoide endogeno, prodotto cioè dal nostro corpo. Esso viene inattivato mediante trasformazione in cortisone, processo che avviene prevalentemente a livello renale. Il cortisone non è attivo ma può essere riconvertito in cortisolo nel fegato. Il termine "cortisone" è spesso utilizzato in modo generico per indicare i farmaci glucocorticoidi, che agiscono nel corpo in forma di cortisolo.

molecole che, pur non essendo pericolose, potrebbero scatenare il sistema immunitario (frammenti di cibo o di microbi). Poiché gli animali normalmente mangiano durante alcune ore della loro fase attiva, il sistema immunitario è più tollerante in queste ore: vale a dire che la sorveglianza della barriera avviene in prevalenza durante quella parte del giorno dedicata al riposo, quando non si mangia, e non c'è quindi il rischio di attivare una risposta immunitaria senza ragione. I ricercatori hanno dimostrato in modelli animali che l'alterazione di questo ritmo, causata per esempio da uno schema temporale di alimentazione invertito, rompe l'equilibrio del sistema immunitario e favorisce lo sviluppo di malattie infiammatorie croniche intestinali, come il morbo di Crohn. Ecco, quindi, un'altra ragione per evitare di mangiare di sera tardi o di notte: questa cattiva abitudine, che a volte è una scelta ma per molti è la conseguenza dei ritmi imposti dal lavoro, fa perdere al nostro intestino l'equilibrio necessario per assorbire i nutrienti senza infiammarsi.

Infine, come abbiamo già detto, negli ultimi anni è stato ampiamente dimostrato che il microbiota intestinale è fortemente influenzato dal ritmo circadiano dell'ospite e dall'assunzione ritmica di cibo. I batteri che vivono nel nostro intestino aderiscono ritmicamente alla parete intestinale e hanno una produzione oscillatoria di metaboliti che influenzano i ritmi dell'ospite, sia localmente, nell'intestino, sia in siti relativamente distanti, come il fegato. I cambiamenti nella dieta o nello schema temporale dedicato all'alimentazione influenzano il microbiota intestinale e possono quindi indebolire o rafforzare le risposte immunitarie.

8.
Il tempo e la cura

"Chi vuole indagare bene la medicina proceda così: in primo luogo consideri le stagioni dell'anno e quali effetti ciascuna di esse produce, poiché non sono tutte uguali, ma differiscono molto da se stesse per quanto riguarda i loro cambiamenti."[1] Così scriveva il medico greco Ippocrate quasi 2500 anni fa. Già in tempi molto lontani, gli studiosi avevano osservato che i fenomeni naturali spesso si manifestano con cicli ripetitivi che sono governati da forze interne e ambientali. E, come abbiamo argomentato fin qui, più recentemente si è compreso che i ritmi circadiani controllano le funzioni di ogni essere vivente. Negli ultimi anni, grazie alle fondamentali scoperte dei tre vincitori del premio Nobel per la Fisiologia o la Medicina del 2017 e di tantissimi altri scienziati che hanno contribuito con i loro studi, la biologia circadiana si è sviluppata in un campo di ricerca vasto e altamente dinamico, con grandi implicazioni per la nostra salute e il nostro benessere. Tra le conseguenze più intriganti e innovative di queste scoperte c'è la cronoterapia.

[1] Hippocrates, *Epidemics. The Works of Hippocrates*, Loeb Classical Library, Boston 1923.

8.1 Cronobiologia e cronomedicina

Il rischio di un attacco cardiaco è massimo nelle prime ore del mattino. Non solo: alcuni studi suggeriscono che, se un infarto si verifica al mattino, le sue conseguenze saranno più gravi rispetto a un infarto che ci colpisce nel pomeriggio o in serata.

I ritmi circadiani sono coinvolti nella fisiologia e nella patologia del cuore e del sistema cardiovascolare. Moltissime patologie cardiovascolari hanno infatti una ritmicità giornaliera, con incidenza maggiore nelle prime ore del giorno. Gli orologi periferici sono presenti in tutti i tipi di cellule cardiovascolari e regolano funzioni come l'attività degli endoteli che rivestono i vasi sanguigni, la pressione arteriosa e il battito cardiaco. Ma anche la propensione del nostro sangue a formare coaguli cambia nel corso delle 24 ore, perché le funzioni delle piastrine (i frammenti cellulari che regolano i processi emostatici) sottostanno ai ritmi circadiani.

La cronobiologia – la disciplina che studia l'effetto dei ritmi circadiani sulle funzioni biologiche – ha un impatto su molti aspetti della nostra fisiologia. Abbiamo visto come gli orologi circadiani aiutino a regolare il sonno, il metabolismo, il rilascio di ormoni, la pressione sanguigna e la temperatura corporea. E abbiamo visto come l'alterazione di questi ritmi possa comportare disturbi del sonno, del metabolismo e del sistema immunitario che a lungo andare possono favorire l'insorgenza di insonnia, depressione, disturbi cognitivi, patologie cardiovascolari, diabete, obesità e cancro. In rari casi, i disturbi dei ritmi sono dovuti a mutazioni nei geni dell'orologio circadiano che determinano cicli sonno-veglia avanzati o ritardati. Ma molto più frequentemente essi dipendono dal disallineamento cronico fra il nostro stile di vita e il ritmo dettato dal nostro orologio circadiano endogeno.

8.2 I farmaci

C'è però un altro aspetto, nuovo e intrigante, che lega la medicina e i ritmi circadiani: gli scienziati hanno scoperto che il nostro orologio biologico regola la potenza di quasi tutti i farmaci che assumiamo. Ciò significa che, in certi momenti della giornata, il farmaco è più potente e può essere più efficace nella cura. Non solo: gli studi ci dicono anche che la somministrazione di ogni farmaco al momento giusto può diminuirne gli effetti avversi. Si tratta di un'autentica rivoluzione, qualcosa che riguarda tutti in prima persona, ma di cui si parla ancora poco e che non viene messa in pratica.

Per capire meglio di cosa stiamo parlando, prendiamo come esempio l'ipertensione, una condizione associata a tante malattie cardiovascolari. Molti fattori di rischio cardiovascolare variano durante il giorno o hanno uno schema circadiano tipico. La migliore strategia terapeutica sarebbe quindi quella di ridurre il rischio proprio nel momento della giornata in cui è più alto.

Normalmente, la pressione sanguigna oscilla durante il giorno e gli studi mostrano che l'ipertensione notturna, una condizione spesso presente in pazienti con malattia renale, è un significativo fattore di rischio per le malattie cardiovascolari. Al contrario, gli effetti avversi dei farmaci ipertensivi, come l'ipotensione, sono presenti principalmente durante il giorno. Non solo: come abbiamo visto prima, la maggior parte delle malattie cardiovascolari associate all'ipertensione hanno una maggiore incidenza nelle prime ore del mattino. Ebbene, nonostante queste evidenze, la maggior parte dei farmaci antipertensivi viene somministrata intorno alle 8.00 del mattino. Ciò significa che i livelli plasmatici del farmaco sono massimi durante il giorno, quando il rischio di effetti avversi è maggiore, e più bassi durante la notte, quando invece ne avremmo più bisogno. Tuttavia, sebbene alcuni studi clinici abbiano mostrato un miglior controllo della pressione arteriosa con la somministrazione serale dei farmaci, mancano ancora degli studi controllati e randomizzati su un tema così importante.

Un altro farmaco molto comune che dovrebbe essere usato in modo circadiano è la cardioaspirina, utilizzata per prevenire la formazione di trombi, cioè l'aggregazione delle piastrine nel sangue. Varie ricerche hanno suggerito che l'amministrazione serale dell'aspirina a basso dosaggio sia più efficace nell'inibire l'aggregazione piastrinica rispetto alla somministrazione mattutina.

L'effetto del tempo non è però ristretto solo ai farmaci, ma si estende un po' a tutti gli approcci terapeutici, dalle vaccinazioni agli interventi chirurgici. Uno studio che ha coinvolto 596 pazienti ha confrontato l'esito dell'intervento chirurgico per sostituzione della valvola aortica in relazione all'ora: metà dei pazienti è stata operata al mattino e l'altra metà nel pomeriggio. I ricercatori hanno dimostrato che le operazioni pomeridiane hanno dato esiti migliori rispetto a quelle del mattino, collegando questi risultati ai ben noti ritmi circadiani del sistema cardiocircolatorio.

Abbiamo già visto come la distruzione dei ritmi circadiani possa predisporre allo sviluppo di neoplasie. Secondo alcuni ricercatori, anche la terapia antitumorale è legata ai ritmi del nostro corpo. Studi effettuati in passato su modelli animali hanno dimostrato enormi differenze in termini di tollerabilità dei chemioterapici somministrati in diversi momenti della giornata. Questi esiti hanno spinto i ricercatori a effettuare studi clinici in pazienti oncologici. Tuttavia, a oggi i risultati non sono chiari e, se da un lato ci sono studi che mostrano enormi benefici della cronoterapia applicata al cancro, dall'altro questi risultati sono spesso difficili da riprodurre.

In realtà, per quanto oggi conosciamo bene i meccanismi molecolari alla base dei ritmi circadiani e dei loro effetti sulla salute, il concetto di cronoterapia (terapia basata sul tempo) non è nuovo. Le statine vanno prese di sera perché da oltre cinquant'anni sappiamo che questi farmaci per il colesterolo sono più efficaci se assunti prima di dormire piuttosto che durante il giorno, in quanto l'enzima epatico preso di mira da questi farmaci è più attivo di notte.

Oggi le nuove conoscenze del ritmo circadiano e delle sue connessioni con la fisiologia e la patologia umana possono però dare il via a una nuova rivoluzione nell'assistenza sanitaria e nelle sane abitudini.

8.3 I vaccini

Abbiamo visto come alcune caratteristiche dell'infezione da SARS-Cov-2 mostrino una ritmicità che è dettata dai nostri orologi endogeni. Forse però il legame più interessante tra Covid-19 e ritmi circadiani si trova nella risposta ai vaccini. Uno studio israeliano pubblicato nel 2023 ha analizzato l'efficacia della risposta al vaccino Pfizer-BioNTech in 1.515.754 soggetti correlandola all'ora in cui era stata somministrata la seconda dose, importante per amplificare la produzione di anticorpi e per consolidare la memoria immunologica. I ricercatori hanno così scoperto che il momento della giornata in cui siamo stati vaccinati può aver fatto la differenza. Lo studio ha evidenziato che le persone vaccinate al mattino o comunque entro le 16.00 avevano sviluppato una protezione migliore contro il virus rispetto a chi era stato invece vaccinato nel tardo pomeriggio o di sera. Questo risultato non è sorprendente per chi si occupa di cronobiologia applicata alle vaccinazioni. In passato, in diversi esperimenti di laboratorio si è potuto dimostrare l'effetto che il tempo ha sull'efficacia della risposta ai vaccini. Ma anche negli esseri umani era già stato osservato come il momento della giornata in cui si riceve la vaccinazione (per l'influenza o per la tubercolosi) possa modificare la risposta del sistema immunitario.

La vaccinazione è una strategia di salute pubblica efficace ed economica. Ogni anno, grazie ai programmi globali di immunizzazione infantile, i vaccini salvano circa 2-3 milioni di vite. Tuttavia, le risposte individuali ai vaccini sono variabili ed eterogenee in termini di efficacia e questo può rappresentare un problema sia a livello dei singoli sia a livello della comunità. Sono molteplici i fattori che possono concorrere a rendere meno efficace la risposta immunitaria a seguito della vaccinazione, tra cui l'età avanzata, la salute generale e quella del sistema immunitario, una combinazione di fattori genetici e ambientali. Gli anziani sono particolarmente vulnerabili da questo punto di vista, poiché il declino immunitario associato all'età si accompagna spesso alla presenza di un maggior numero di malattie croniche debilitanti. Tutto ciò provoca non solo un aumento della suscettibilità alle infezioni, ma anche una riduzione dell'efficacia delle risposte immunitarie ai vaccini. E naturalmente la stessa vulnerabilità si manifesta nei pazienti che soffrono di alterazioni immunologiche, dalle immunodeficienze all'immunosoppressione farmacologica. Pertanto, la ricerca di nuove strategie per ottimizzare l'immunità indotta dai vaccini dovrebbe essere una priorità della sanità pubblica. In quest'ottica, un approccio economico e innovativo potrebbe essere quello di sfruttare l'impatto dei ritmi circadiani sulle risposte immunitarie, controllando i tempi della vaccinazione per migliorare l'immunità protettiva attraverso quella che si inizia a chiamare la cronovaccinazione.

8.4 I cronotipi

Non vorrei trasmettervi l'idea che la cronoterapia sia qualcosa di prossimo, consolidato e pronto per essere messo in pratica. La maggior parte degli studi, infatti, è ancora legata a esperimenti di laboratorio e solo recentemente sono iniziati gli studi clinici sugli esseri umani. Sebbene i ritmi circadiani siano estremamente conservati dal punto di vista evolutivo, il passaggio dal laboratorio alla clinica non è mai semplice, scontato e immediato. Per esempio, gli studi sui ritmi circadiani richiedono prelievi frequenti, cosa che spesso è difficile da organizzare. Ma ancor più complessa è la sincronizzazione delle abitudini e degli stili di vita. I risultati ottenuti nei modelli animali prevedono schemi in cui si alternano 12 ore di luce e 12 di buio, in cui il cibo viene somministrato a tempi precisi e in cui ogni parametro ambientale e comportamentale è controllato e registrato. Riprodurre queste condizioni negli esseri umani è naturalmente quasi impossibile.

C'è poi un altro problema che andrebbe affrontato nel trasferimento della cronoterapia negli esseri umani: non tutti seguiamo lo stesso orologio. Con il termine "cronotipo" si intende l'inclinazione naturale di una persona a iniziare la fase attiva a uno specifico orario della giornata. In termini tecnici, il cronotipo è la manifestazione comportamentale del nostro orologio biologico circadiano. Più semplicemente, noi possiamo essere mattinieri (in inglese queste persone si definiscono comunemente *early birds*, "uccelli del mattino") o nottambuli (*night owls*, "gufi notturni"). In realtà, la maggior parte delle persone ricade nel mezzo, ma è innegabile che esistano cronotipi molto diversi tra loro. Qualche ricercatore ha persino creato dei test per capire a quale cronotipo ciascuno di noi appartenga e il più comune e divertente, sebbene assolutamente privo di scientificità, è quello ideato dal dottor Michael Breus, secondo il quale esistono 4 cronotipi associati ad animali (leone, orso, lupo e delfino; io l'ho fatto per gioco e ho scoperto di essere un orso).

Da cosa dipende questa differenza? Come vedremo nel prossimo capitolo, il cronotipo può variare molto con l'età. Ma anche i geni sembrano determinare l'andamento dei nostri ritmi. Dati recenti mostrano che il cronotipo ha una forte componente genetica e tra i geni implicati nella regolazione dei ritmi individuali sembrano esserci non solo i classici geni "orologio", ma anche altri coinvolti nelle funzioni del sistema nervoso o di quello visivo. Studiando i meccanismi molecolari che regolano il funzionamento degli orologi all'interno delle cellule, gli scienziati hanno scoperto che molte delle differenze che si osservano nel comportamento circadiano umano possono essere osservate anche nelle cellule isolate e messe in coltura in laboratorio. Per esempio, gli orologi delle cellule prelevate da persone mattiniere hanno periodi circadiani più brevi rispetto a quelli dei cronotipi nottambuli. In altri termini, c'è un rapporto costante tra il cronotipo di una persona e i ritmi circadiani delle sue cellule isolate.

Ma perché esistono queste variazioni su un ritmo che si è impostato sulla base dell'alternanza di luce e ombra? Alcuni ricercatori ipotizzano che la variazione del cronotipo potrebbe essere stata una tecnica di sopravvivenza che si è evoluta nei cacciatori-raccoglitori. Dormire a turno avrebbe garantito la presenza costante di qualcuno sveglio a fare la guardia.

9.
Il ritmo della terza età

"Quando rientravo avanti l'alba sull'aia (rincasavo da feste, da discorsi, da avventure) sapevo che mio padre era là, sotto la macchia nera del noce, e stava immobile, da chi sa quanto tempo, guardando in mezzo agli alberi, dardeggiando gli occhi, sempre sul punto di uscire sotto le stelle. [...] Mio padre non dormiva di notte perché era vecchio e gli pareva di perdere il tempo. [...] Nel cuore della notte scendeva dal letto (ci saliva che non era ancor buio), e cominciava a girare, entrava nella stalla vuota, raddrizzava un tridente, raccoglieva una paglia."[1]

Cesare Pavese descrive una scena che forse molti di noi hanno vissuto: rientrare a casa di notte, o alle primissime luci dell'alba, e trovare un padre o una nonna in piedi, per insonnia o semplicemente perché l'ora del risveglio è già arrivata. E questo non dipende solo da una genetica diversa che rende alcune persone più mattiniere o nottambule. Il nostro orologio biologico cambia con il passare degli anni.

[1] Cesare Pavese, *Feria d'agosto*, in *Tutti i racconti*, a cura di Mariarosa Masoero, Einaudi, Torino 2002, pp. 17-19.

9.1 Come cambiano i ritmi

Come regola generale, per quanto esistano eccezioni e variazioni individuali, la maggior parte dei bambini ha un cronotipo precoce. Durante l'adolescenza, invece, il cronotipo viene ritardato, e questo spiega perché spesso a quell'età i ragazzi facciano così tanta fatica a svegliarsi per andare a scuola. Passando poi all'età adulta, il ritmo cambia nuovamente verso un cronotipo più mattiniero. La maggior parte degli adulti di mezza età stabilizza il proprio ritmo svegliandosi tra le 6.30 e le 8.00 e andando a dormire tra le 23.00 e le 24.00.

Durante l'invecchiamento, la funzione dell'orologio circadiano è attenuata, con conseguenze sia per la salute sia per la qualità della vita. Le persone anziane tendono verso un cronotipo molto anticipato rispetto ai giovani: svolgono, cioè, le loro attività – come svegliarsi, mangiare e dormire – più presto. Nei casi di invecchiamento patologico, invece, si assiste a un vero e proprio disturbo della cronobiologia: la malattia di Huntington, il morbo di Parkinson e di Alzheimer sono tutti associati a profonde alterazioni dei ritmi.

Questi effetti dell'invecchiamento sui ritmi circadiani non sono un'esclusiva degli esseri umani: la riduzione dell'ampiezza circadiana, il cronotipo anticipato e la desincronizzazione dei ritmi sono stati osservati dai ricercatori in diverse specie di mammiferi. Ma da cosa dipende questo cambiamento? Se il cronotipo è geneticamente determinato, perché cambia con l'età? In realtà, non c'è ancora una risposta esauriente a questa domanda. Le alterazioni del comportamento circadiano associate all'invecchiamento potrebbero dipendere da una varietà di meccanismi. Un cambiamento a livello delle reti neurali, per esempio, potrebbe perturbare i ritmi sonno-veglia o alterare la comunicazione tra l'orologio principale dell'ipotalamo (*master clock*) e le altre regioni del cervello.

Anche all'interno delle singole cellule, l'invecchiamento potrebbe alterare il funzionamento dell'orologio molecolare. Nel mio saggio precedente,[2] ho raccontato cosa significhi per una cellula "invecchiare" e come questo processo si accompagni all'accumulo di proteine danneggiate, di radicali liberi che modificano i segnali cellulari, e di cambiamenti a livello dell'espressione dei geni.

Uno studio del 2010 ha dimostrato che i fibroblasti cutanei (cellule prelevate dalla pelle) ottenuti da soggetti giovani e anziani non differiscono nelle loro proprietà circadiane. Tuttavia, se le cellule venivano esposte al siero[3] dei soggetti anziani, mostravano un accorciamento del periodo circadiano e un passaggio a una fase più precoce. Questi risultati, insieme a quelli ottenuti in altri laboratori, suggeriscono che i cambiamenti ormonali possono alterare gli orologi cellulari e potrebbero essere alla base delle alterazioni circadiane tipiche dell'invecchiamento.

Tra i fattori che sono stati chiamati in causa per spiegare il deterioramento dei ritmi circadiani degli anziani c'è anche la ridotta sensibilità agli *Zeitgeber* ambientali, cioè quegli stimoli che regolano gli orologi circadiani. E diversi studi hanno esaminato questa possibilità rispetto alla luce, lo *Zeitgeber* più potente. Per esempio, il cristallino (la lente presente all'interno del bulbo oculare) ingiallisce e aumenta di spessore con l'età, portando a una riduzione nel passaggio complessivo della luce alla retina stimata dell'1% l'anno, a partire dai 18 anni. Tra l'altro, la luce più

[2] Antonella Viola, *La via dell'equilibrio. Scienza dell'invecchiamento e della longevità*, Feltrinelli, Milano 2023.

[3] Il siero è la frazione liquida del sangue, senza le cellule e senza i fattori della coagulazione.

importante per le informazioni da inviare al *master clock* è la luce blu e questo ingiallimento ha un effetto maggiore proprio sulle lunghezze d'onda più corte della luce blu. Negli anziani, infatti, il grado di ingiallimento del cristallino è associato ai disturbi del sonno. Anche le dimensioni della pupilla e la reattività dei recettori alla luce blu possono diminuire con l'età, seppure su questo fronte non tutti i risultati siano coerenti. La cataratta, un'opacizzazione del cristallino che provoca una progressiva perdita della vista, è stata associata a una qualità del sonno compromessa e la sua rimozione può avere un effetto benefico sul sonno e sul ritmo della melatonina negli anziani, in particolare in quelli che hanno una qualità del sonno particolarmente scarsa.

Sebbene la luce sia lo *Zeitgeber* più potente per il sistema circadiano, anche i segnali metabolici svolgono un ruolo importante nella regolazione dei ritmi biologici. È allora possibile che lo schema alimentare possa servire come mezzo efficace per risincronizzare i tempi circadiani negli individui più anziani. Ecco perché la restrizione calorica e il digiuno circadiano (*early time-restricted eating*)[4] hanno ricevuto una grande attenzione come possibili strategie antinvecchiamento. I risultati ottenuti nei modelli animali suggeriscono che l'accesso limitato e programmato al cibo può effettivamente essere una via per regolarizzare i ritmi circadiani e ritrovare l'equilibrio.

[4] Per restrizione calorica si intende una dieta ipocalorica, di solito con una riduzione delle calorie del 25% rispetto al normale. Per digiuno circadiano, o *early time-restricted eating*, si intende uno schema alimentare per cui si mangia solo durante 8-12 ore del giorno, corrispondenti a quelle in cui c'è il Sole.

9.2 I disturbi del sonno

Come abbiamo visto, con l'invecchiamento i ritmi sonno-veglia – l'inizio e la fine del sonno –, quelli della temperatura corporea e quelli della produzione di ormoni mostrano un'anticipazione, ovvero si presentano più precocemente nella giornata. A livello dell'orologio centrale (*master clock*), così come nelle cellule del corpo, si notano cambiamenti nell'attività e nell'espressione dei geni che controllano i ritmi circadiani.

Una delle manifestazioni più rilevanti dell'effetto dell'invecchiamento sui ritmi circadiani è la difficoltà nel dormire bene: non solo la quantità di sonno si riduce progressivamente, causando in alcuni casi una vera e propria privazione del sonno, ma, già tra i 55 e i 60 anni, anche la sua qualità peggiora. Abbiamo visto nei capitoli precedenti che il sonno è in realtà composto di varie fasi, tutte importanti per il nostro benessere. Ebbene, gli anziani trascorrono più tempo nelle prime fasi del sonno, quelle caratterizzate da un sonno leggero, e meno tempo nelle fasi successive e più profonde. Questi cambiamenti, insieme a problemi di salute o a terapie farmacologiche che disturbano il sonno, possono contribuire a far sì che le persone anziane si sveglino più spesso durante la notte e abbiano un sonno più frammentato e meno riposante.

Studi epidemiologici suggeriscono un forte aumento dei disturbi cronici del sonno, inclusa l'insonnia, con l'età. Le stime arrivano fino al 40-70% della popolazione anziana. Il risveglio notturno frequente è il disturbo del sonno più comune correlato all'età, seguito da vicino dalla difficoltà ad addormentarsi e dal risveglio precoce. Nonostante si sia spesso portati a pensare che gli anziani abbiano bisogno di dormire meno dei giovani, in realtà le esigenze non cambiano con l'avanzare dell'età e anche agli over 70 servono 7-8 ore di sonno. Spesso, però, con il passare degli anni gli anziani manifestano una maggiore sonnolenza diurna, che li porta a dormire per qualche ora di giorno, solitamente dopo pranzo. Sebbene gli scienziati ritengano che un riposino pomeridiano possa aiutare il cervello a funzionare meglio, se il riposino diventa una lunga dormita c'è un reale rischio di alterare i ritmi sonno-veglia e favorire l'insonnia notturna.

Ci sono poi condizioni che possono causare disturbi del sonno che, pur potendo manifestarsi anche nei giovani, hanno una maggiore frequenza negli anziani. L'apnea notturna, per esempio, è un disturbo respiratorio che si manifesta mentre si dorme ed è solitamente causato da un'ostruzione delle vie aeree superiori. Si presenta con russamento, sonnolenza diurna e diminuzione delle funzioni cognitive. I fattori di rischio includono l'obesità o specifiche anomalie anatomiche, ma anche l'età avanzata. Negli anziani che ne soffrono può causare un declino del funzionamento cognitivo simile alla demenza.

Anche la sindrome delle gambe senza riposo, la Restless Legs Syndrome (RLS), è comune negli anziani, con una prevalenza stimata dal 10 al 35% negli individui di età superiore ai 65 anni. La sindrome delle gambe senza riposo è caratterizzata da alterazioni e veri e propri disturbi della sensibilità (parestesie e disestesie) delle gambe, tipicamente serali. I sintomi si manifestano a riposo, e quindi prevalentemente a letto, e provocano irrequietezza motoria. I pazienti possono quindi andare incontro a problemi come l'insonnia e la depressione.

Un'altra condizione che si manifesta prevalentemente dopo i 50 anni è il disturbo comportamentale del sonno REM. Come abbiamo già visto nel capitolo 3, normalmente durante il sonno REM il corpo sperimenta una paralisi temporanea della maggior parte dei muscoli, mentre il cervello è attivo e sogna. Questo ci permette di sognare tranquillamente e in sicurezza per tutta la notte: possiamo guidare come Tom Cruise, arrampicarci su una scala o persino lanciarci in volo da un balcone restando immobili nel nostro letto.

Nelle persone che soffrono del disturbo del comportamento del sonno REM, invece, la paralisi non si verifica: alcune faranno solo piccoli movimenti, scatti e vocalizzazioni, mentre altre arriveranno a muoversi come nel sogno, alzandosi, afferrando oggetti, gridando. E siccome questi disturbi sono spesso associati a sogni piuttosto vividi e spaventosi, il rischio che i movimenti violenti e incontrollati possano ferire i soggetti stessi o i loro compagni di sonno è abbastanza alto. Pensate che, in uno studio condotto nel 2016, il 60% dei coniugi di persone affette da questo disturbo ha dichiarato di aver subìto dei traumi fisici!

9.3 I disturbi del ritmo circadiano e la demenza

Esperimenti ottenuti in laboratorio su modelli animali hanno fornito indicazioni di un legame molto stretto fra ritmo circadiano e longevità. Per esempio, i topi privi di una proteina coinvolta nel funzionamento dell'orologio molecolare hanno una durata della vita ridotta di oltre la metà rispetto al gruppo di animali di controllo. I ritmi circadiani scandiscono probabilmente anche i tempi della vita umana e determinano, insieme a molti altri fattori, la nostra longevità.

Certamente, però, le alterazioni dei ritmi circadiani hanno un enorme impatto sulla qualità della vita degli anziani. Per esempio, nelle donne anziane esiste una correlazione diretta tra ritmi di attività circadiani e risultati nei test di memoria, nonostante non ci sia una relazione causale tra i due fenomeni, nel senso che non possiamo dire con certezza che siano le alterazioni circadiane a causare la riduzione delle prestazioni.

Diversi studi sugli esseri umani hanno riportato differenze nelle prestazioni cognitive a seconda del momento della giornata e una significativa diminuzione delle prestazioni in seguito all'interruzione del ritmo circadiano. Uno studio, per esempio, ha confrontato le prestazioni di soggetti anziani alle 8.00 e alle 15.00 osservando che le prestazioni peggiorano con il procedere del giorno. Inoltre, uno studio molto complesso, che ha analizzato l'espressione dei geni in una regione del cervello importante per le funzioni cognitive e per le prestazioni esecutive, ha effettivamente osservato che l'invecchiamento cambia i ritmi dei nostri neuroni.

Numerosi studi hanno collegato la privazione cronica del sonno con lo sviluppo della malattia di Alzheimer, la forma più comune di demenza nel mondo, che secondo le stime dell'Organizzazione mondiale della sanità (OMS) colpirà quasi 80 milioni di persone entro il 2030. Un'analisi che ha coinvolto 198.232 individui ha mostrato che i soggetti con disturbi del sonno hanno un rischio di malattia di Alzheimer aumentato rispetto a chi dorme bene. E anche gli esperimenti di laboratorio, che indagano il rapporto fra sonno, ritmi circadiani e demenza da un punto di vista molecolare, confermano i dati epidemiologici. Le cause possono essere molteplici, dalle alterazioni funzionali del nucleo soprachiasmatico (SCN), che è la sede del *master clock*, ai difetti ormonali. Per esempio, come abbiamo già visto, una molecola importante per la regolazione del ritmo circadiano è la melatonina, un ormone secreto dalla ghiandola pineale in risposta all'oscurità la cui produzione è regolata dallo stesso SCN. È stato dimostrato che i livelli di melatonina diminuiscono durante l'invecchiamento e si riducono ancora di più nella malattia di Alzheimer così come in altre malattie neurodegenerative.

Esiste una particolare condizione chiamata *sundowning*, "sindrome del tramonto", che colpisce circa il 20-40% delle persone anziane con demenza o morbo di Alzheimer. Il nome deriva dalla comparsa o dal peggioramento di sintomi neuropsichiatrici nel tardo pomeriggio o in prima serata. Questa sindrome, ben nota agli operatori sanitari che si occupano dell'assistenza alle persone affette da demenza, fa sì che al tramonto i pazienti mostrino confusione, ansia, agitazione e persino delirio. Alcuni esperimenti recenti suggeriscono che queste crisi possano dipendere da disturbi dei ritmi circadiani presenti nei pazienti. Un tema affascinante e complesso su cui c'è però ancora tanto da chiarire.

9.4 Immunosenescenza

Come ho raccontato nel mio saggio precedente,[5] quando invecchiamo anche il sistema immunitario invecchia. L'invecchiamento è infatti associato a una maggiore incidenza di molte malattie, tra cui il cancro, le malattie cardiovascolari, la sindrome metabolica e la neurodegenerazione, così come cresce la suscettibilità alle infezioni. L'insorgenza e la progressione di queste malattie sono fortemente legate ai cambiamenti associati all'età nella funzione immunitaria. L'invecchiamento del sistema immunitario, o immunosenescenza, causa da una parte una maggiore vulnerabilità alle infezioni virali e batteriche e, dall'altra, innesca un'infiammazione cronica silente, che a sua volta è la base patogenetica di molte patologie tipiche della terza età.

Uno studio del 2022 ha dimostrato che l'invecchiamento è associato alla perdita dei ritmi circadiani del sistema immu-

[5] Viola, *La via dell'equilibrio*, cit.

nitario. I ricercatori hanno osservato alterazioni nel traffico delle cellule dal midollo osseo al sangue e nelle risposte ai patogeni. In particolare, i macrofagi – cellule deputate a controllare l'integrità dei tessuti e a eliminare eventuali batteri – sembrano perdere la ritmicità tipica delle cellule giovani e questo potrebbe causare quella perdita di equilibrio del sistema immunitario che provoca infiammazione dei tessuti e suscettibilità ai microbi.

Anche nel cervello esiste una popolazione di cellule simile ai macrofagi, la microglia, che ha il compito di mantenere l'omeostasi, eliminando i detriti cellulari e le proteine mal ripiegate e proteggendo il cervello dagli agenti patogeni. In più, le cellule della microglia regolano anche i circuiti sinaptici, partecipando alla plasticità del nostro cervello. L'attivazione impropria della microglia può favorire la neuroinfiammazione che, a sua volta, è associata a diverse patologie neurodegenerative, inclusa la malattia di Alzheimer. Diversi studi hanno dimostrato che la ritmicità circadiana di queste importantissime cellule è però alterata con l'età. D'altro canto, le alterazioni del ritmo circadiano tipiche della terza età possono incidere direttamente sulla microglia, stimolando la produzione di citochine infiammatorie e causando neuroinfiammazione.

C'è quindi ancora molto da studiare e comprendere in questo campo. È necessario riuscire a definire i meccanismi molecolari che legano infiammazione, invecchiamento e ritmi circadiani per poter ideare nuovi approcci terapeutici dedicati alla cura di patologie che, dato l'invecchiamento della società, saranno sempre più diffuse.

10.
Il tempo e i generi

"La signora Dalloway disse che i fiori li avrebbe comperati lei."[1] Inizia così uno dei più importanti romanzi del Novecento che, nella sua stesura iniziale, doveva intitolarsi *Le ore*. È il tempo, infatti, uno degli elementi più importanti del capolavoro di Virginia Woolf: il tempo interiore – quello fluido delle emozioni, dei ricordi e dei sogni, sempre in movimento tra passato, presente e futuro – e il tempo esterno, scandito dai rintocchi regolari del Big Ben, pesanti come piombo: "Quando si vive a Westminster – da quanti anni ormai? più di venti – anche in mezzo al traffico, o svegliandosi di notte, Clarissa non aveva dubbi, prima dei rintocchi del Big Ben si sentiva un silenzio particolare, una speciale solennità, un indescrivibile arresto, una sospensione (ma forse era semplicemente il suo cuore, indebolito, dicevano, dall'influenza). Ecco! Rimbombò forte. Prima un'avvisaglia musicale; poi l'ora, irrevocabile. I cerchi di piombo si dissolsero nell'aria".[2]

Ma *La signora Dalloway* ha anche un'altra interessante caratteristica: è un romanzo circadiano, che si svolge tutto nell'arco di un'unica giornata. A questo punto forse il letto-

[1] Virginia Woolf, *La signora Dalloway*, trad. it. di Nadia Fusini, Feltrinelli, Milano 2013, p. 1.

[2] Ivi, p. 2.

re si è reso conto di aver letto in passato qualche romanzo circadiano. Dal celebre *Ulisse* di James Joyce a *Una giornata di Ivan Denisovič* di Aleksandr Solženicyn, alcuni autori si sono cimentati nel raccontare il tempo di un giorno. Ma, a mia memoria, quello di Virginia Woolf è l'unico a raccontare il ritmo del tempo di una donna. Eppure, i ritmi circadiani battono un tempo diverso per i due sessi biologici.

10.1 Il ritmo delle donne

Nel libro *Il sesso è (quasi) tutto*,[3] ho trattato il tema delle differenze che esistono tra uomini e donne dal punto di vista della fisiologia e di come queste differenze influenzino non solo il normale funzionamento dei nostri organi ma anche il modo in cui le malattie si manifestano. E, partendo dalle basi biologiche delle differenze, ho affrontato il tema urgente della medicina di genere, quell'approccio alla prevenzione, alla diagnosi e alla cura che tiene in considerazione le esigenze diverse dei corpi maschili rispetto a quelli femminili. Nel passato, la medicina è stata una medicina declinata quasi esclusivamente al maschile e anche la ricerca scientifica è, ancora oggi, troppo spesso focalizzata sulla biologia degli uomini (per esempio, molti studi che ho citato fin qui hanno analizzato i ritmi circadiani nei modelli animali maschi, perché considerati più stabili delle femmine).

Ecco il motivo per cui ho apprezzato uno studio completo e intrigante pubblicato nel febbraio del 2023 sulla rivista "Science". Gli scienziati hanno analizzato l'espressione ritmica dei geni di quasi mille donatori, studiando non solo le differenze tra più tessuti all'interno dello stesso individuo,

[3] Antonella Viola, *Il sesso è (quasi) tutto. Evoluzione, diversità e medicina di genere*, Feltrinelli, Milano 2022.

ma valutando anche le eventuali differenze sulla base del sesso biologico. Hanno così scoperto che, mentre l'espressione dei geni fondamentali dell'orologio circadiano, quelli essenziali per la generazione dei ritmi circadiani, è conservata in entrambi i gruppi, ci sono differenze significative nei ritmi fisiologici di alcuni tessuti. I dati evidenziano che, complessivamente, le donne hanno rispetto agli uomini il doppio dei geni che mostrano ritmicità, in particolare quelli attivi nel fegato e nella ghiandola surrenale. Questi risultati suggeriscono che il tempo biologico delle donne è più ritmato di quello degli uomini. Ma, soprattutto, questi risultati potrebbero avere implicazioni farmacologiche, poiché molti di questi geni altamente ritmici nel fegato femminile influenzano il modo in cui il corpo metabolizza i farmaci. Del resto, che il metabolismo in generale e quello dei farmaci in particolare fossero diversi è ormai evidente, viste le differenze di efficacia e di effetti collaterali di molti farmaci e terapie. Ma questi dati indicano un nuovo meccanismo alla base delle risposte diverse e inseriscono il fattore tempo nella complessa attuazione della medicina personalizzata.

10.2 Cronotipi e ritmi intrinseci

In generale, si ritiene che le donne abbiano un cronotipo più precoce rispetto agli uomini, cioè che si alzino e vadano a dormire prima, anche se poi queste differenze tendono a ridursi con l'età. Gli studi sugli animali di laboratorio hanno evidenziato disuguaglianze tra i ritmi circadiani di maschi e femmine, dovuti anche al differente quadro ormonale e all'effetto del ciclo riproduttivo. Normalmente, questi studi indicano un ritmo circadiano più breve nelle femmine. Negli esseri umani, naturalmente, questi studi sono molto complessi, sia per il tipo di campioni che si possono ottenere sia per l'effetto delle abitudini specifiche di ogni individuo, dettate da esigenze lavorative, familiari o da scelte personali. Tuttavia, alcuni ricercatori hanno tentato di affrontare questa interessante questione mediante esperimenti controllati, in cui i volontari sono sottoposti a condizioni sperimentali omogenee. Uno studio di qualche anno fa ha analizzato il periodo circadiano intrinseco in 157 individui durante un protocollo ospedaliero della durata di un mese progettato per ridurre al minimo le influenze confondenti dell'ambiente sulla stima del periodo circadiano. I ricercatori hanno così scoperto che il periodo circadiano intrinseco era in media più breve nelle donne rispetto agli uomini.

I ritmi circadiani della melatonina e della temperatura corporea sono impostati su un orario precedente nelle donne rispetto agli uomini, anche quando le donne e gli uomini mantengono gli stessi orari di sonno-veglia. Inoltre, non solo le donne tendono a svegliarsi prima degli uomini, ma prediligono le attività mattutine rispetto agli uomini. Il meccanismo neurobiologico alla base di questa differenza sessuale nell'allineamento circadiano è sconosciuto, dato che non sono state identificate differenze nell'espressione dei geni che regolano i ritmi circadiani. Ma si pensa che sia determinato dagli ormoni estrogeni.

Il fatto che le donne abbiano un periodo circadiano intrinseco mediamente più breve rispetto agli uomini può avere diverse implicazioni. Per esempio, nell'adattamento ai viaggi verso est. Con il termine "jet lag" ci riferiamo al disallineamento dell'orologio interno del nostro corpo con l'ora locale della destinazione di un viaggio aereo. Questo fenomeno si verifica spesso quando si vola attraverso tre o più fusi orari e può causare insonnia notturna e sonnolenza diurna che possono durare anche per diversi giorni dopo il volo.

Normalmente, la maggior parte delle persone trova più facile adattare i propri ritmi circadiani quando viaggia verso ovest poiché è più facile ritardare il proprio ritmo circadiano piuttosto che anticiparlo, probabilmente perché la gran parte di noi ha un ritmo circadiano superiore alle 24 ore esatte. Molti di noi, quindi, tendono a ritardare un po' rispetto all'orologio, piuttosto che ad anticipare. Un gruppo di ricercatori ha suggerito che il ritmo circadiano più breve (in particolare, sembrerebbe esistere una frazione di donne il cui ritmo intrinseco è inferiore alle 24 ore) potrebbe rendere più semplice per le donne l'adattamento ai viaggi verso est di quanto lo sia per gli uomini.

Ma, viaggi a parte, tener conto delle differenze di genere nei ritmi circadiani è fondamentale per comprendere e curare l'insonnia.

10.3 L'insonnia nelle donne

Il sesso femminile è tra i principali determinanti della prevalenza dell'insonnia. Le analisi hanno dimostrato che le donne hanno un rischio di insonnia superiore (da 1,4 a 2 volte) rispetto agli uomini. Nonostante i meccanismi alla base di questa differenza non siano completamente compresi, sono stati chiamati in causa gli ormoni sessuali, perché i disturbi aumentano durante i periodi di maggiore fluttuazione ormonale: la pubertà, il ciclo mestruale, la gravidanza e la menopausa.

La difficoltà a dormire è massima nelle ragazze adolescenti e le differenze tra maschi e femmine raggiungono in questa fase della vita il loro picco più alto. Uno studio su larga scala, che ha esaminato i sintomi dell'insonnia in ragazzi e ragazze di età compresa tra i 6 e i 17 anni, ha rilevato che la maturazione sessuale nelle ragazze risultava associata a una maggiore prevalenza e gravità dei sintomi dell'insonnia, indicando che le differenze di genere nell'insonnia emergono durante la pubertà. Un altro studio, basato su oltre 10.000 adolescenti norvegesi con un'età media di 17 anni, ha raccolto dati che mostrano come le ragazze impieghino più tempo ad addormentarsi e sentano il bisogno di dormire più a lungo.

Un altro momento critico per le donne e il loro rapporto con il sonno è la transizione verso la menopausa. In questa particolare fase della vita, i disturbi del sonno aumentano notevolmente e possono arrivare a interessare il 60% delle donne. Uno dei disturbi più comuni è proprio l'insonnia, spesso associata alle ben note vampate di calore e alla sudorazione notturna nel periodo che precede la menopausa.

Le vampate di calore sono improvvise e inaspettate sensazioni di calore su tutto il corpo, accompagnate da una forte sudorazione, sperimentate dalla maggior parte delle donne in menopausa. Possono verificarsi in qualunque momento, e quelle che si presentano la notte sono anche conosciute come sudorazioni notturne. Prima della vampata di calore, la temperatura corporea di una donna aumenta, così come il flusso sanguigno al viso, creando una sensazione di calore che la sveglia. Le vampate di calore sono accompagnate da importanti cambiamenti nella termoregolazione, nella circolazione e nel quadro ormonale: per esempio, durante una vampata si ha un forte rilascio di adrenalina, che renderà poi difficoltoso riaddormentarsi. E anche se una donna si riaddormentasse abbastanza rapidamente, la sua qualità del sonno ne risentirebbe comunque a causa dei frequenti risvegli. Tutto questo può causare una condizione di insonnia cronica e una profonda stanchezza durante il giorno.

La menopausa comporta anche un aumentato rischio di difficoltà respiratorie durante il sonno. Il russamento e l'apnea notturna sono più comuni e gravi nelle donne in postmenopausa: a partire dalla premenopausa (il periodo di cambiamenti ormonali che precede la menopausa vera e propria), il rischio aumenta del 4% ogni anno. Ciò potrebbe dipendere dal calo dei livelli di progesterone, così come dal fatto che spesso con la menopausa le donne aumentano di peso.

A causa dei cambiamenti ormonali della menopausa possono presentarsi anche altri disturbi del sonno, come la sindrome delle gambe senza riposo o i movimenti periodici degli arti inferiori, condizioni che disturbano il sonno e rappresentano fattori di rischio per l'insonnia.

Ci sono poi ulteriori fattori che possono rendere difficile mantenere i corretti ritmi circadiani nelle donne. Per esempio, come abbiamo già detto, le donne tendono ad andare a dormire più tardi rispetto ai loro ritmi circadiani intrinseci, il che potrebbe contribuire al loro aumentato rischio di insonnia.

In un'interessante, completa e intrigante analisi pubblicata un paio di anni fa, il neuroscienziato Eus van Someren ha sottolineato l'esistenza di un paradosso: le donne hanno una maggiore prevalenza di disturbi del sonno su base soggettiva, ma questo non trova riscontro nelle classiche misurazioni polisonnografiche[4] oggettive del sonno. Al contrario, le misure con questo strumento hanno sempre evidenziato una migliore qualità del sonno nelle donne rispetto agli uomini. Cosa significa questa discrepanza degli indici soggettivi e oggettivi della qualità del sonno? Secondo l'esperto, è la prova di quanto poco ancora conosciamo della mente umana, del sonno e dell'insonnia. E l'esperto si augura che le nuove tecnologie, inclusa l'intelligenza artificiale, possano aiutarci a capire meglio il mistero del sonno e a curare i suoi disturbi.

[4] La polisonnografia è un esame che consente di misurare alcuni parametri fisiologici durante il sonno, come la respirazione, la frequenza del battito cardiaco e l'ossigenazione del sangue.

11.

Il nostro ritmo e lo stile di vita

"Il Covid-19 è uno specchio che riflette la crisi della nostra società. Rende più visibili i sintomi patologici che già esistevano prima della pandemia. Uno di questi sintomi è la stanchezza. In qualche modo, ci sentiamo tutti molto stanchi. Si tratta di una stanchezza cronica che ci accompagna ovunque e sempre, come le nostre stesse ombre. Durante la pandemia ci siamo sentiti ancora più stanchi. L'ozio impostoci durante il lockdown ci ha stancato. Alcuni pensavano che avremmo potuto riscoprire la bellezza del tempo libero, della vita che rallenta. Ma, al contrario, il tempo durante la pandemia è stato un tempo dominato dalla stanchezza e dalla depressione."[1]

Queste sono le parole di Byung-Chul Han, filosofo dell'Università di Berlino che da tempo si occupa del tema della stanchezza cronica di una società che ci impone ritmi e obiettivi insostenibili. Nel 2020 ha pubblicato un libro – *La società della stanchezza*[2] – in cui descriveva la stanchezza come una malattia che affligge la società neoliberista del suc-

[1] Byung-Chul Han, *The Tiredness Virus*, in "The Nation", 12 aprile 2021 (trad. it. dell'autrice).

[2] Byung-Chul Han, *La società della stanchezza. Nuova edizione ampliata*, trad. it. di Federica Buongiorno, nottetempo, Milano 2020.

cesso. In un articolo pubblicato durante la pandemia, Han scrive che noi pensiamo di essere liberi ma in realtà siamo schiavi di un sistema che ci sfrutta fino a farci crollare. Il filosofo usa un'espressione forte: ottimizziamo noi stessi fino al crollo, fino alla morte. "L'insidiosa logica del successo ci costringe permanentemente a superare noi stessi." Raggiungiamo risultati che immediatamente ci appaiono insoddisfacenti e ci spingono a fare di più, a superarci ancora una volta. Ma, ricorda il filosofo, vivere superando se stessi è insostenibile e, alla lunga, porta al crollo.

Questa interpretazione del filosofo è senza dubbio condivisibile, così come è innegabile che rincorrere obiettivi sempre nuovi e distanti è tra le cause principali della stanchezza avvertita da alcune persone. Ciononostante io dubito che questo valga per tutti coloro che si sentono stanchi sebbene vivano nel quotidiano senza tentare di superare se stessi. E il fatto che la pandemia abbia peggiorato le cose ne è un chiaro segnale.

Durante la pandemia, molte persone hanno manifestato disturbi del sonno, come riportato da diversi studi. Che un evento stressante come la pandemia da Covid-19, in cui il benessere psicologico e fisico sono minacciati, possa indurre o acuire i disturbi del sonno, soprattutto tra gli individui con maggiore vulnerabilità, è innegabile. Tuttavia, possono esserci anche altre cause. Gli effetti del confinamento e gli orari di lavoro atipici hanno modificato repentinamente le abitudini e i ritmi di un gran numero di persone. Per esempio, poiché l'esposizione alla luce diurna è il fattore principale che regola il sistema di oscillazione circadiana, la reclusione in casa (e la conseguente mancata esposizione alla luce solare) può aver indebolito l'orologio circadiano. Inoltre, la perdita di abitudini consolidate – come alzarsi e far colazione sempre alla stessa ora per andare a scuola o a lavorare o fare attività fisica dopo il lavoro – può aver influito negativamente sulla qualità del sonno. Infine, restando a casa forzatamente si può aver sviluppato l'abitudine a dormire di più al mattino o a fare un lungo riposo il pomeriggio. Nella sua fase acuta, la pandemia ha senz'altro causato un'alterazione dei nostri ritmi circadiani, la quale può aver contribuito alla sensazione di stanchezza che tutti abbiamo avvertito anche nei mesi successivi alla fine del lockdown.

Ma, al di là dell'evento eccezionale rappresentato dal Covid-19, la mancanza di allineamento tra i nostri ritmi sociali e quelli biologici rappresenta una causa comune di stanchezza e malessere sociale.

11.1 Il jet lag sociale

Oltre alla durata ottimale e a una buona qualità del sonno, per il mantenimento della nostra salute è essenziale dormire e svegliarsi al momento giusto della giornata, ovvero seguendo il ritmo circadiano naturale. Abbiamo visto nel capitolo precedente che con il termine "jet lag" ci si riferisce al disallineamento dell'orologio interno con il ritmo circadiano ambientale, un disallineamento che si verifica come conseguenza di voli aerei che attraversano fusi orari diversi. Tuttavia esiste un'altra causa, decisamente più comune, di disallineamento dei due ritmi. Il jet lag sociale è definito come l'estensione delle attività quotidiane nella notte, con conseguenti discrepanze tra gli orologi sociali e biologici.

Il termine è stato ispirato da uno studio che ha messo in luce come le persone che nei fine settimana dormono in orari molto sfasati rispetto agli orari dei loro giorni lavorativi sono soggette a un consumo maggiore di tabacco, caffeina e alcol in confronto alle persone che seguono invece schemi di sonno simili durante tutta la settimana. Il jet lag sociale quantifica dunque la differenza tra i tempi di sonno medio nelle notti prima dei giorni di lavoro (o di scuola) e quelli prima dei giorni liberi dal lavoro.

Il concetto si è poi esteso presupponendo che le persone vivano seguendo due orologi diversi: l'orologio sociale imposto dall'ambiente durante la settimana lavorativa e il loro orologio biologico interno nei giorni liberi dal lavoro. In altri termini, quando lavoriamo siamo costretti a seguire un ritmo che non sempre è il nostro. In questo senso, nella maggior parte dei casi, il jet lag sociale mette insieme sia le differenze negli orari dei ritmi sonno-veglia tra i giorni lavorativi e festivi sia il debito di sonno accumulato nei giorni lavorativi che si tenta di recuperare durante il weekend.

Uno studio del 2001 ha rivelato che le assistenti di volo esposte regolarmente al jet lag transmeridiano mostravano una significativa riduzione dei volumi del lobo temporale alla risonanza magnetica e dei deficit cognitivi più evidenti rispetto alle loro colleghe che lavoravano su voli a corto raggio.

La scienza conosce ormai da diversi anni i problemi che il jet lag da volo può causare, sia in fase acuta sia in fase cronica. Ma cosa possiamo dire del jet lag sociale? Quali sono le conseguenze per la nostra salute?

I dati che iniziamo a raccogliere indicano che anche in questo caso possono esserci disturbi acuti – come la sonnolenza, il mal di testa, l'irritabilità – ma anche a lungo termine. E questi potrebbero avere effetti molto severi, alterando le funzioni cognitive e favorendo lo sviluppo di disturbi neurologici.

Il jet lag sociale è considerato un fattore di rischio per disturbi metabolici, obesità, sintomi depressivi e deficit cognitivi. D'altro canto, ci sono studi che associano il jet lag sociale a stili di vita poco sani, sia dal punto di vista alimentare sia per quanto riguarda il consumo di tabacco e alcol. Di conseguenza, è ancora difficile comprendere quale sia il meccanismo direttamente responsabile dei problemi che si accompagnano a questo disallineamento degli orologi sociali e biologici. È però importante sottolineare che il jet lag sociale è stato associato a un rendimento scolastico peggiore, dalla scuola dell'obbligo fino all'università, nonché a una maggiore aggressività fisica e verbale nei giovani.

Gli adolescenti, infatti, sono particolarmente sensibili al jet lag cronico perché, come abbiamo evidenziato nei capitoli precedenti, il loro cronotipo tenderebbe a ritardare la sveglia e le ore di attività, mentre sono spesso tenuti ad alzarsi molto presto per essere a scuola alle 8.00. Il jet lag sociale a cui sono costretti può causare nei ragazzi problemi di memoria, difficoltà a concentrarsi e scarso rendimento scolastico. Problemi che si potrebbero risolvere facilmente ritardando l'inizio delle lezioni. Diversi pediatri, in tutto il mondo, hanno sollevato la questione dell'orario scolastico, sulla base di studi scientifici che hanno mostrato i benefici che un semplice slittamento dell'orario della campanella potrebbe portare all'apprendimento e alla salute generale dei nostri figli. Tuttavia, nella nostra società dell'efficienza e del profitto non c'è posto per il riposo, neppure per quello di bambini e adolescenti.

L'associazione tra jet lag sociale e un rischio più elevato per diverse patologie suggerisce fortemente che l'assenza di regolarità nelle nostre giornate può essere considerata un fattore negativo, uno stile di vita malsano. Un malinteso comune, tuttavia, è pensare di porvi rimedio dicendo alle persone di alzarsi presto anche nei fine settimana, esattamente come fanno durante i giorni lavorativi. Nonostante il sonno di recupero del fine settimana non basti a prevenire tutte le carenze causate da un sonno insufficiente durante la settimana, sembra comunque limitare i danni: un ampio studio ha recentemente rilevato che le persone costrette a dormire poco durante i giorni lavorativi hanno un tasso di mortalità più elevato se non riescono a recuperare il sonno nei fine settimana rispetto a coloro che lo fanno. In conclusione, è fondamentale sottolineare che il jet lag sociale e i relativi effetti negativi sono una conseguenza dei vincoli imposti dagli orologi sociali nei giorni lavorativi e non dal sonno di recupero nei giorni in cui siamo liberi.

11.2 I nuovi "Zeitgeber"

In passato, gli eventi ambientali ricorrenti erano pochi e facili da identificare: il sorgere e il tramontare del Sole, le fasi della Luna e il mutare delle stagioni. Nell'era moderna, tuttavia, gli esseri umani sono stati inondati di segnali che ricordano loro il passare del tempo, molti dei quali contraddittori.

Quasi 25 anni fa, gli scienziati hanno individuato una nuova proteina sensibile alla luce blu chiamata melanopsina. E si è scoperto che questa proteina è presente nella retina dei nostri occhi, in cellule che sono letteralmente collegate al nostro *master clock*, il principale orologio circadiano posizionato nel cervello. La melanopsina è dunque un fotorecettore particolarmente sensibile alla luce blu, mentre altre lunghezze d'onda la stimolano molto poco. La luce arancione, per esempio, non riesce ad attivare questi recettori. La mattina, quando ci svegliamo, la luce blu, di cui è ricca la radiazione solare, attiva i fotorecettori e invia il segnale al *master clock* del cervello, sincronizzando così i ritmi circadiani al tempo solare. Ecco perché al mattino presto è importante uscire a fare una passeggiata all'aria aperta: se restiamo al chiuso, il segnale che arriva alla retina potrebbe non essere sufficiente a regolare l'orologio principale. Allo stesso modo, quando il Sole cala e scende l'oscurità, l'assenza di radiazione luminosa è altrettanto importante per avvisare il nostro corpo che è arrivato il tempo del riposo, che ci si può quindi preparare al sonno. Se però le deboli luci dei focolari o delle candele di una volta non avevano il potere di attivare la melanopsina (non c'era luce blu sufficiente), la luce intensa delle abitazioni, degli uffici e dei locali di ritrovo serali e notturni, e ancora di più gli schermi di computer e telefonini a cui restiamo incollati fino a tarda notte, sono una fonte importante di luce blu, che confonde l'orologio del cervello e altera i ritmi circadiani.

Come abbiamo visto nel primo capitolo, gli *Zeitgeber* sono gli agenti ambientali che regolano l'orologio biologico. La tempistica con cui questi *Zeitgeber* si verificano determina l'appropriata regolazione dei ritmi circadiani. Pertanto, il sonno e i numerosi processi che, come abbiamo visto, mostrano oscillazioni regolari nelle 24 ore sono profondamente influenzati dalla regolarità con cui gli *Zeitgeber* si presentano. La luce tende a essere lo *Zeitgeber* dominante per l'orologio principale, il nucleo soprachiasmatico (SCN) dell'ipotalamo. Ma non è l'unico. I nutrienti rappresentano un importante *Zeitgeber* per gli orologi periferici. E quindi i ritmi di nutrizione-digiuno hanno profondi effetti sugli orologi periferici e su disallineamento o sincronia con quello centrale. Infatti, proprio come guardare l'email e i social nel cuore della notte disturba l'orologio cerebrale e interrompe il suo ritmo, il cibo al momento sbagliato può alterare l'orologio periferico e stravolgere l'equilibrio metabolico nel nostro corpo. Poiché siamo animali diurni, con la fase attiva che coincide con la presenza di luce, di giorno il nostro apparato digerente e il nostro metabolismo sono preparati a ricevere il cibo e a utilizzarlo al meglio. Gli enzimi, gli ormoni e il microbiota hanno le loro proprie oscillazioni che si sono allineate durante l'evoluzione per ottimizzare l'utilizzo di nutrienti e calorie durante la fase diurna. Al contrario, il tempo della notte è dedicato alla resilienza.

Chi ha già letto i miei libri o ha ascoltato le mie presentazioni sa che a me la parola "resilienza" non piace quando, in psicologia, è utilizzata per definire il superamento di un trauma o un momento difficile della vita. Il nostro cervello non è infatti un materiale inerte che torna allo stato di partenza dopo aver subìto un urto, ma è plastico, in continua formazione e trasformazione. E così tutte le esperienze, gli eventi belli e anche quelli brutti, modificano il cervello plastico, che può superare un trauma senza restare immobile proprio grazie alla sua capacità di cambiare.

Tuttavia, trovo utile e affascinante, sebbene possa essere impreciso, il concetto di resilienza applicato alle singole cellule, ai singoli tessuti. I danni che le nostre cellule subiscono durante il giorno tentano di essere riparati durante la notte. Ma questo è difficile se il corpo non sperimenta la normale fase di digiuno serale e notturna. In altri termini, mangiare di notte attiva il metabolismo e questo non solo confligge con i segnali inviati dal *master clock* ma porta anche alla produzione di molecole che bloccano la riparazione dei danni. Durante le ore di digiuno della notte si ripara il DNA all'interno delle cellule, si sostituiscono cellule danneggiate e si permette al sistema immunitario di trovare l'equilibrio tra protezione dai patogeni e infiammazione. Diversi scienziati ritengono quindi che l'abitudine di cenare molto tardi e fare colazione presto, dettata evidentemente dai ritmi frenetici delle nostre vite tra impegni di lavoro e familiari, restringa troppo le ore serali-notturne dedicate al digiuno e alteri i ritmi circadiani. Così come la cattiva abitudine di mangiucchiare davanti alla televisione o al computer dopo cena.

11.3 Un cambio di visione

Lo stile di vita moderno ha perturbato il sistema circadiano umano in tre modi principali: esposizione a ore prolungate di luce artificiale; abitudini alimentari irregolari; organizzazione del lavoro con orari troppo estesi o con i turni. Nonostante sia difficile separare le conseguenze di ciascuna di queste perturbazioni sul metabolismo e sulla fisiologia, gli studi più recenti hanno iniziato a chiarire non solo i meccanismi ma anche le conseguenze di queste interruzioni circadiane.

Nelle società industriali, sono milioni le persone che lavorano di notte.[3] Il lavoro notturno permanente, i turni a rotazione o gli orari molto irregolari causano una sostanziale privazione di sonno e la perdita della sincronia degli orologi biologici. Inoltre, per cercare di mantenere una vita sociale almeno durante i giorni di riposo, questi lavoratori vivono un jet lag costante: dormono di giorno durante la settimana lavorativa e di notte quando non lavorano. Sebbene la perdita di sincronia degli orologi biologici sia stata dimostrata per lo più nei modelli animali, i dati epidemiologici evidenziano una chiara associazione tra lavoro notturno e diverse malattie, tra cui diabete, obesità, alcuni tipi di cancro e malattie cardiovascolari e neurodegenerative. Se per alcune attività è chiaramente essenziale coprire le 24 ore con un personale che fa i turni, come per esempio negli ospedali o in tutte le forme di assistenza, così come in alcuni impianti che non possono essere spenti di notte, per altre potremmo iniziare a chiederci se davvero ne valga la pena. Per esempio, potremmo domandarci se la salute dei lavoratori è meno importante del riuscire a ricevere in 24 ore a casa un paio di ciabatte o una bilancia digitale.

Ma anche per chi non svolge un lavoro a turni, i ritmi che spesso la società ci impone sono distruttivi per il nostro equi-

[3] Secondo un rapporto ISTAT del 2020, sono più di 2,5 milioni gli italiani che lavorano di notte e più di 3,8 milioni i lavoratori turnisti.

librio. Lavoriamo fino a tardi, finendo per cenare ben oltre l'orario ottimale e non lasciando al nostro corpo le 12 ore di digiuno che gli servirebbero per rigenerarsi. Inoltre, siamo tutti soggetti a ore prolungate di illuminazione artificiale e, anche a casa, trascorriamo spesso le serate – se non le notti – a lavorare davanti a uno schermo, confondendo i nostri ritmi circadiani.

La società dell'efficienza e del profitto non risparmia neanche la salute di bambini e adolescenti, che sempre più spesso soffrono per la mancanza cronica di sonno e manifestano malattie metaboliche, ansia e depressione, oltre a deficit di concentrazione e apprendimento. E qui sta il vero paradosso: forzare le persone, che siano adolescenti o adulti, a ritmi intensi che confliggono con quelli intimi e naturali, alla lunga non paga. L'aumento dei disturbi del sonno, della stanchezza cronica e dei disturbi emotivi, come ansia e depressione, ha un costo sociale (ed economico) certamente altissimo, per quanto difficile da quantificare. Secondo una recente analisi del Consiglio nazionale delle ricerche (CNR), un adolescente su dieci consuma psicofarmaci senza ricetta e il fenomeno è in spaventosa crescita. I ragazzi utilizzano psicofarmaci per dormire meglio, per combattere l'ansia o per ottenere risultati migliori a scuola. Così come altissimo è il consumo che fanno di droghe leggere per rilassarsi e riuscire a dormire. Non sappiamo se ritardando di un paio d'ore l'inizio della scuola si potrebbe invertire questa tendenza, ma senza dubbio gli studi suggeriscono che i bambini e gli adolescenti crescerebbero più sani e sereni e migliorerebbero le loro prestazioni scolastiche, così come il loro comportamento in classe e fuori.

Infine, poiché sappiamo tutti che difficilmente si mettono in atto cambiamenti che, oltre a un beneficio di salute, non prevedano anche una convenienza di tipo economico, vorrei citare un recente rapporto della Brookings Institution: gli economisti hanno suggerito che posticipare l'orario di inizio della scuola avrebbe un rapporto costi/benefici molto positivo (1:9). Questo risultato si basa su una stima prudente dei costi per studente (tra 0 e 1950 dollari, in gran parte legati al trasporto) e dell'aumento dei guadagni futuri previsti per studente come conseguenza dei migliori risultati scolastici ottenuti (circa 17.500 dollari). Come sempre, quando si investe in salute si investe nel futuro.

Conclusioni

Nel TED Talk di cui abbiamo parlato nel capitolo 5, il professor Satchin Panda ha elencato le sue regole da seguire per vivere in armonia con i ritmi circadiani, per migliorare la salute e forse anche per vivere qualche anno in più.[1]

Ho deciso quindi di chiudere il mio saggio analizzando con voi queste regole, sperando che possano esservi utili nelle scelte di ogni giorno.

La regola numero uno è, come ormai avrete intuito, dormire 7-8 ore per notte. Panda suggerisce di andare a letto sempre più o meno alla stessa ora, per regolarizzare i ritmi. Io aggiungerei di non lavorare fino a tardi e di ritagliarsi la sera un paio d'ore per rilassarsi lontani da fonti di luce blu.

La regola numero due del professor Panda è di ritardare la colazione di almeno un'ora dopo il risveglio perché, come ci spiega lo scienziato, dopo che ci siamo alzati i nostri organi impiegano almeno un'ora per essere completamente efficienti, e dobbiamo quindi lasciare il tempo agli ormoni diurni di attivarsi per poter digerire e metabolizzare al meglio il

[1] Cfr. Satchin Panda, *How Optimizing Circadian Rhythms Can Increase Healthy Years*, TEDxBoston, 10 dicembre 2021, https://www.youtube.com/watch?v=fciGNBN0nKM.

cibo. Perciò, evitando il cibo per almeno un'ora, possiamo migliorare la digestione e anche avere un miglior controllo sulla nostra glicemia.

A questo consiglio ne aggiungerei un altro: in attesa di far colazione, l'ideale sarebbe uscire all'aria aperta ed esporsi alla luce del Sole. Questa esposizione rafforzerebbe i ritmi circadiani e ci aiuterebbe a svegliarci ed essere attivi in un tempo più breve.

Satchin Panda è forse il più grande esperto di digiuno circadiano (o intermittente, come viene chiamato comunemente) e quindi la sua regola numero tre è di mangiare entro un tempo limitato, e mai oltre le 12 ore al giorno. Lo scienziato consiglia dunque di fare colazione a un orario costante ogni giorno, perché la colazione sincronizza tutti i ritmi circadiani nella maggior parte dei nostri organi. E, a partire dalla colazione, di consumare tutti i pasti e le bevande (tranne l'acqua che va bevuta spesso e ogni volta che si ha sete) della giornata entro le successive 8, 9, 10 o massimo 12 ore.

La sua quarta regola è quella che io ho inserito come seconda, ovvero di esporsi almeno per 30 minuti alla luce del Sole. Questo è importante non solo per sincronizzare gli orologi circadiani ma anche per combattere la depressione e fare scorta di vitamina D.

La regola numero cinque riguarda l'esercizio fisico che, secondo lo scienziato, va fatto regolarmente, ogni giorno, nel pomeriggio. Il motivo per cui Panda suggerisce questa prassi è che i nostri muscoli sono più efficienti nella seconda parte della giornata e perché da un punto di vista metabolico un orario pomeridiano sembra sincronizzarsi meglio con i ritmi circadiani.

Da parte mia, credo che il messaggio più importante sia che fare esercizio fisico regolare è essenziale per il benessere del corpo, indipendentemente dall'effetto sui ritmi circadiani. E che quindi l'importante è trovare il tempo di farlo, non importa a che ora. Tra l'altro, cronotipi diversi possono avere esigenze diverse anche da questo punto di vista e i mattinieri possono avere più energia al mattino prima di andare a lavorare che dopo otto ore di lavoro.

Queste regole sono chiare, semplici e più o meno attuabili ma risultano completamente inutili se non cambierà la società, se la politica non prenderà coscienza dei problemi che l'alterazione dei ritmi circadiani causa agli esseri umani e non metterà in atto strategie per migliorare il nostro stile di vita collettivo. Oggi sappiamo che l'efficienza non si ottiene con il logorio di studenti e lavoratori, che la qualità delle nostre prestazioni dipende dal tempo che dedichiamo al riposo e non dalle ore trascorse in ufficio o sui libri.

Oggi, forse, siamo pronti a rivedere l'organizzazione delle nostre giornate, le nostre e quelle dei nostri figli, restituendo al benessere quella priorità che ha purtroppo perduto. Forse è arrivato il momento di smettere di lamentarci di essere stanchi e iniziare a concederci il tempo di cui abbiamo bisogno.

Ringraziamenti

Sono molto grata all'amico e collega Sergio Della Sala – brillante neuroscienziato cognitivo, professore presso l'Università di Edimburgo e presidente del CICAP, il Comitato italiano per il controllo delle affermazioni sulle pseudoscienze – per l'importante lavoro di revisione del testo e gli utilissimi suggerimenti. Ringrazio anche i miei studenti, che con le loro domande mi stimolano costantemente a studiare, riflettere e approfondire. E naturalmente un grazie speciale va ai miei lettori, che da anni ormai continuano a seguirmi in questo viaggio al centro della scienza.

Bibliografia

1. Il ritmo della vita

Allada R., White N.E., So W.V., Hall J.C., and Rosbash M. (1998) *A mutant Drosophila homolog of mammalian Clock disrupts circadian rhythms and transcription of period and timeless.* "Cell" 93:791-804.

Balsalobre A., Damiola F., and Schibler U. (1998) *A serum shock induces circadian gene expression in mammalian tissue culture cells.* "Cell" 93:929-937.

Bargiello T.A., and Young M.W. (1984) *Molecular genetics of a biological clock in Drosophila.* "Proceedings of the National Academy of Sciences of the United States of America" 81:2142-2146.

Bargiello T.A., Jackson F.R., and Young M.W. (1984) *Restoration of circadian behavioural rhythms by gene transfer in Drosophila.* "Nature" 312:752-754.

Ceriani M.F., Darlington T.K., Staknis D., Más P., Petti A.A., Weitz C.J., and Kay S.A. (1999) *Light- dependent sequestration of TIMELESS by CRYPTOCHROME.* "Science" 285:553-556.

Darlington T.K., Wager-Smith K., Ceriani M.F., Staknis D., Gekakis N., Steeves T.D., Weitz C.J., Takahashi J.S., and Kay S.A. (1998) *Closing the circadian loop: CLOCK-induced transcription of its own inhibitors per and tim.* "Science" 280:1599-1603.

Emery P., So W.V., Kaneko M., Hall J.C., and Rosbash M. (1998) *CRY, a Drosophila clock and light- regulated cryptochrome, is a major contributor to circadian rhythm resetting and photosensitivity.* "Cell" 95:669-679.

Gekakis N., Saez L., Delahaye-Brown A.M., Myers M.P., Sehgal A., Young M.W., and Weitz C.J. (1995) *Isolation of timeless by PER protein interaction: defective interaction between timeless protein and long-period mutant PERL.* "Science" 270:811-815.

Hardin P.E., Hall J.C., and Rosbash M. (1990) *Feedback of the Drosophila period gene product on circadian cycling of its messenger RNA levels.* “Nature” 343:536-540.

Ishiura M., Kutsuna S., Aoki S., Iwasaki H., Andersson C.R., Tanabe A., Golden S.S., Johnson C.H., and Kondo T. (1998) *Expression of a gene cluster kaiABC as a circadian feedback process in cyanobacteria.* “Science” 281:1519-1523.

King D.P., Zhao Y., Sangoram A.M., Wilsbacher L.D., Tanaka M., et al. (1997) *Positional cloning of the mouse circadian clock gene.* “Cell” 89:641-653.

Konopka R.J., and Benzer S. (1971) *Clock mutants of Drosophila melanogaster.* “Proceedings of the National Academy of Sciences of the United States of America” 68:2112-2116.

Liu X., Zwiebel L.J., Hinton D., Benzer S., Hall J.C., and Rosbash M. (1992) *The period gene encodes a predominantly nuclear protein in adult Drosophila.* “The Journal of Neuroscience” 12:2735-2744.

Mohawk J.A., Green C.B., and Takahashi J.S. (2012) *Central and peripheral circadian clocks in mammals.* “Annual Review of Neuroscience” 35:445-462.

Myers M.P., Wager-Smith K., Wesley C.S., Young M.W., and Sehgal A. (1995) *Positional cloning and sequence analysis of the Drosophila clock gene, timeless.* “Science” 270:805-808.

Nohales M.A., and Kay S.A. (2016) *Molecular mechanisms at the core of the plant circadian oscillator.* “Nature Structural and Molecular Biology” 23:1061-1069.

Panda S. (2016) *Circadian physiology of metabolism.* “Science” 354:1008-1015.

Papazyan R., Zhang Y., and Lazar M.A. (2016) *Genetic and epigenomic mechanisms of mammalian circadian transcription.* “Nature Structural and Molecular Biology” 23:1045-1052.

Patke A., Murphy P.J., Onat O.E., Krieger A.C., Özçelik T., Campbell S.S., and Young M.W. (2017) *Mutation of the Human Circadian Clock Gene CRY1 in Familial Delayed Sleep Phase Disorder.* “Cell” 169:203-215.e213.

Price J.L., Blau J., Rothenfluh A., Abodeely M., Kloss B., and Young M.W. (1998) *Double-time is a novel Drosophila clock gene that regulates PERIOD protein accumulation.* “Cell” 94:83-95.

Reddy P., Zehring W.A., Wheeler D.A., Pirrotta V., Hadfield C., Hall J.C., and Rosbash M. (1984) *Molecular analysis of the period locus in*

Drosophila melanogaster and identification of a transcript involved in biological rhythms. "Cell" 38:701-710.
Sehgal A., Price J.L., Man B., and Young M.W. (1994) *Loss of circadian behavioral rhythms and per RNA oscillations in the Drosophila mutant timeless.* "Science" 263:1603-1606.
Sehgal A., Rothenfluh-Hilfiker A., Hunter-Ensor M., Chen Y., Myers M.P., and Young M.W. (1995) *Rhythmic expression of timeless: a basis for promoting circadian cycles in period gene autoregulation.* "Science" 270:808-810.
Son G.H., Chung S., Choe H.K., Kim H.-D., Baik S.-M., et al. (2008) *Adrenal peripheral clock controls the autonomous circadian rhythm of glucocorticoid by causing rhythmic steroid production.* "Proceedings of the National Academy of Sciences of the United States of America" 105:20970-20975.
Theophrastus, *'Περὶ φυτῶν ἱστορία' – Enquiry into plants and minor works on odours and weather signs*, with an English translation by Sir Arthur Hort, bart 1916 https://www.biodiversitylibrary.org/bibliography/27820 Archived 2022-04-13 at the Wayback Machine.
Vosshall L.B., Price J.L., Sehgal A., Saez L., and Young M.W. (1994) *Block in nuclear localization of period protein by a second clock mutation, timeless.* "Science" 263:1606-1609.
Zehring W.A., Wheeler D.A., Reddy P., Konopka R.J., Kyriacou C.P., Rosbash M., and Hall J.C. (1984) *P-element transformation with period locus DNA restores rhythmicity to mutant, arrhythmic Drosophila melanogaster.* "Cell" 39:369-376.

2. *Il sonno*

Abel T., Havekes R., Saletin J.M., and Walker M.P. (2013) *Sleep, plasticity and memory from molecules to whole-brain networks.* "Current Biology" 23:R774-788.
Brinkman J.E., Reddy V., and Sharma S. *Physiology of Sleep.* [Updated 2022 Sep 19]. In: StatPearls [Internet]. Treasure Island (FL): StatPearls Publishing; 2023 Jan. Available from: https://www.ncbi.nlm.nih.gov/books/NBK482512/.
Gerstner J.R., and Yin J.C.P. (2010) *Circadian rhythms and memory formation.* "Nature Reviews in Neuroscience" 11:577-588.
Hill V.M., O'Connor R.M., Sissoko G.B., Irobunda I.S., Leong S., Canman J.C., Stavropoulos N., and Shirasu-Hiza M. (2018) *A bidirec-*

tional relationship between sleep and oxidative stress in Drosophila. “PLoS Biology” 16(7):e2005206.
Irwin M.R. (2019) *Sleep and inflammation: partners in sickness and in health.* “Nature Reviews in Immunology” 19:702-715.
Keene A.C., and Duboue E.R. (2018) *The origins and evolution of sleep.* “Journal of Experimental Biology” 221(Pt 11):jeb159533.
Leng Y., Knutson K., Carnethon M.R., and Yaffe K. (2024) *Association Between Sleep Quantity and Quality in Early Adulthood With Cognitive Function in Midlife.* “Neurology” 102(2):e208056.
Reimund E. (1994) *The free radical flux theory of sleep.* “Med Hypotheses” 43:231-233.
Stickgold R., and Walker M.P. (2013) *Sleep-dependent memory triage: evolving generalization through selective processing.* “Nature neuroscience” 16:139-145.
Xie L., Kang H., Xu Q., Chen M.J., Liao Y., et al. (2013) *Sleep drives metabolite clearance from the adult brain.* “Science” 342:373-377.

3. Dormire e svegliarsi

Bjorness T.E., and Greene R.W. (2009) *Adenosine and sleep.* “Current Neuropharmacology” 7:238-245.
Cassone V.M. (1990) *Effects of melatonin on vertebrate circadian systems.* “Trends in Neurosciences” 13:457-464.
Saper C.B., Fuller P.M., Pedersen N.P., Lu J., and Scammell T.E. (2010) *Sleep state switching.* “Neuron” 68:1023-1042.
Scammell T.E., Arrigoni E., Lipton J.O. (2017) *Neural Circuitry of Wakefulness and Sleep.* “Neuron” 93:747-765.
Scarpelli S., Alfonsi V., Gorgoni M., and De Gennaro L. (2022) *What about dreams? State of the art and open questions.* “Journal of Sleep Research” 31:e13609.
Spanò G., Pizzamiglio G., McCormick C., Clark I.A., De Felice S., Miller T.D., Edgin J.O., Rosenthal C.R., Maguire E.A. (2020) *Dreaming with hippocampal damage.* “eLife” 9:e56211.
Wamsley E.J. (2020) *How the brain constructs dreams.* “eLife” 9:e58874.
Zisapel N. (2018) *New perspectives on the role of melatonin in human sleep, circadian rhythms and their regulation.* “British Journal of Pharmacology” 175:3190-3199.

4. Insonnia

Abel T., Havekes R., Saletin J.M., and Walker M.P. (2013) *Sleep, plasticity and memory from molecules to whole-brain networks.* "Current Biology" 23:R774-788.

Coltrain I., Nicholas C., and Baker F. (2018) *Alcohol and the Sleeping Brain.* "Handbook of Clinical Neurology" 125:415-431.

Gottlieb D.J., Punjabi N.M., Newman A.B., Resnick H.E., Redline S., Baldwin C.M., and Nieto F.J. (2005) *Association of sleep time with diabetes mellitus and impaired glucose tolerance.* "Archives of Internal Medicine" 165:863-867.

Imeri L., and Opp M.R. (2009) *How (and why) the immune system makes us sleep.* "Nature Reviews in Neuroscience" 10:199-210.

Irwin M.R. (2019) *Sleep and inflammation: partners in sickness and in health.* "Nature Reviews in Immunology" 19:702-715.

Jansen P.R., Watanabe K., Stringer S., Skene N., Bryois J., and Hammerschlag A.R. (2019) The 23andMe Research Team, et al. *Genome-wide analysis of insomnia in 1,331,010 individuals identifies new risk loci and functional pathways.* "Nature Genetics" 51:394-403.

Koskenvuo K., Hublin C., Partinen M., Paunio T., and Koskenvuo M. (2010) *Childhood adversities and quality of sleep in adulthood: A population-based study of 26,000 Finns.* "Sleep Medicine" 11:17-22.

McCoy J.G., and Strecker R.E. (2011) *The cognitive cost of sleep lost.* "Neurobiology of Learning Memory" 96:564-582.

Payne J.D., and Kensinger E.A. (2018) *Stress, sleep, and the selective consolidation of emotional memories.* "Current Opinion in Behavioral Sciences" 19:36-43.

Robertson E.M. (2009) *From creation to consolidation: a novel framework for memory processing.* "PLoS Biology" 7:e19.

Rosier M., Le Barillier L., Meunier D., El Yacoubi M., Malleret G., and Salin P.-A. (2018) *Post-learning paradoxical sleep deprivation impairs reorganization of limbic and cortical networks associated with consolidation of remote contextual fear memory in mice.* "Sleep" 41:zsy188.

Stickgold R., and Walker M.P. (2013) *Sleep-dependent memory triage: evolving generalization through selective processing.* "Nature Neuroscience" 16:139-145.

Van Someren E.J.W. (2021) *Brain mechanisms of insomnia: new perspectives on causes and consequences.* "Physiological Reviews" 101:995-1046.

Wassing R., Benjamins J.S., Talamini L.M., Schalkwijk F., and Van Someren E.J.W. (2019) *Overnight worsening of emotional distress indicates maladaptive sleep in insomnia.* "Sleep" 42:zsy268.

Zandy M., Chang V., Rao D.P., and Do M.T. (2020) *Tobacco smoke exposure and sleep: Estimating the association of urinary cotinine with sleep quality.* "Health Promotion and Chronic Disease Prevention in Canada: Research, Policy and Practice" 40:70-80.

5. Ritmi circadiani e metabolismo

Bishehsari F., Engen P.A., Voigt R.M., Swanson G., Shaikh M., et al. (2020) *Abnormal Eating Patterns Cause Circadian Disruption and Promote Alcohol-Associated Colon Carcinogenesis.* "Cellular and Molecular Gastroenterology and Hepatology" 9:219-237.

Bishehsari F., and Keshavarzian A. (2019) *Microbes help to track time.* "Science" 365:1379-1380.

Bishehsari F., Voigt R.M., and Keshavarzian A. (2020) *Circadian rhythms and the gut microbiota: from the metabolic syndrome to cancer.* "Nature Reviews Endocrinology" 16:731-739.

Bonten T.N., Snoep J.D., Assendelft W.J., Zwaginga J.J., Eikenboom J., Huisman M.V., Rosendaal F.R., and van der Bom J.G. (2015) *Time-dependent effects of aspirin on blood pressure and morning platelet reactivity: a randomized cross-over trial.* "Hypertension" 65:743-750.

Chaix A., Manoogian E.N.C., Melkani G.C., and Panda S. (2019) *Time-restricted eating to prevent and manage chronic metabolic diseases.* "Annual Reviews of Nutrition" 39:291-315.

Chaix A., Zarrinpar A., Miu P., and Panda S. (2014) *Time-restricted feeding is a preventative and therapeutic intervention against diverse nutritional challenges.* "Cell Metabolism" 20:991-1005.

Challet E. (2019) *The circadian regulation of food intake.* "Nature Reviews Endocrinology" 15:393-405.

Crnko S., Du Pré B.C., Sluijter J.P.G., and Van Laake L.W. (2019) *Circadian rhythms and the molecular clock in cardiovascular biology and disease.* "Nature Reviews. Cardiology" 16:437-447.

Depommier C., Everard A., Druart C., Plovier H., Van Hul M., et al. (2019). *Supplementation with* Akkermansia muciniphila *in overweight and obese human volunteers: a proof-of-concept exploratory study.* "Nature Medicine" 25:1096-1103.

Gamble K.L., Berry R., Frank S.J., and Young M.E. (2014) *Circadian clock control of endocrine factors.* "Nature Reviews Endocrinology" 10:466-475.

Gill S., and Panda S. (2015) *A Smartphone App Reveals Erratic Diurnal Eating Patterns in Humans that Can Be Modulated for Health Benefits.* "Cell Metabolism" 22:789-798.

Karlsson B. (2001) *Is there an association between shift work and having a metabolic syndrome? Results from a population based study of 27 485 people.* "Occupational and Environmental Medicine" 58:747-752.

Karlsson F.H., Tremaroli V., Nookaew I., Bergström G., Behre C.J., Fagerberg B., Nielsen J., and Bäckhed F. (2013) *Gut metagenome in European women with normal, impaired and diabetic glucose control.* "Nature" 498:99-103.

Kirkham A.A., Ford K.L., Topolnyski J., Da Silva B.R., Paterson D.I., Prado C.M., Joy A.A., Boulé N.G., Pituskin E., Haykowsky M.J., and Thompson R.B. (2022) *Time-Restricted Eating to Reduce Cardiovascular Risk Among Older Breast Cancer Survivors: A Single-Arm Feasibility Study.* "JACC CardioOncology" 4:276-278.

Kivimäki M., Batty G.D., and Hublin C. (2011) *Shift work as a risk factor for future type 2 diabetes: evidence, mechanisms, implications, and future research directions.* "PLoS Medicine" 8:e100-138.

Kootte R.S., Levin E., Salojärvi J., Smits L.P., Hartstra A.V., et al. (2017) *Improvement of Insulin Sensitivity after Lean Donor Feces in Metabolic Syndrome Is Driven by Baseline Intestinal Microbiota Composition.* "Cell Metabolism" 26:611-619.e6.

Manoogian E.N.C., Chow L.S., Taub P.R., Laferrère B., and Panda S. (2022) *Time-restricted Eating for the Prevention and Management of Metabolic Diseases.* "Endocrine Reviews" 43:405-436.

Manoogian E.N.C., Zadourian A., Lo H.C., Gutierrez N.R., Shoghi A., et al. (2022) *Feasibility of time-restricted eating and impacts on cardiometabolic health in 24-h shift workers: The Healthy Heroes randomized control trial.* "Cell Metabolism" 34:1442-1456.e7.

Marinac C.R., Nelson S.H., Breen C.I., Hartman S.J., Natarajan L., Pierce J.P., Flatt S.W., Sears D.D., and Patterson R.E. (2016) *Prolonged Nightly Fasting and Breast Cancer Prognosis.* "JAMA Oncology" 2:1049-1055.

McCune A.M., and Lundgren J.D. (2015) *Bright light therapy for the treatment of night eating syndrome: A pilot study.* "Psychiatry Research" 229:577-579.

Oosterman J.E., Kalsbeek A., la Fleur S.E., and Belsham D.D. (2015) *Impact of nutrients on circadian rhythmicity.* "American Journal of Physiology-Regulatory, Integrative and Comparative Physiology" 308:R337-350.

Panda S. (2016) *Circadian physiology of metabolism.* "Science" 354:1008-1015.

Regmi P., and Heilbronn L.K. (2020) *Time-restricted eating: benefits, mechanisms, and challenges in translation.* "Science" 23:101161.

Salman E.J., and Kabir R. *Night Eating Syndrome.* [Updated 2022 Sep 14]. In: StatPearls [Internet]. Treasure Island (FL): StatPearls Publishing; 2023 Jan. Available from: https://www.ncbi.nlm.nih.gov/books/NBK585047/

Scheer F.A.J.L., Hilton M.F., Mantzoros C.S., and Shea S.A. (2009) *Adverse metabolic and cardiovascular consequences of circadian misalignment.* "Proceedings of the National Academy of Sciences of the United States of America" 106:4453-4458.

Turnbaugh P.J., Ley R.E., Mahowald M.A., Magrini V., Mardis E.R., and Gordon J.I. (2006) *An obesity-associated gut microbiome with increased capacity for energy harvest.* "Nature" 444:1027-1031.

Van Cauter E., Polonsky K.S., and Scheen A.J. (1997) *Roles of circadian rhythmicity and sleep in human glucose regulation.* "Endocrine Reviews" 18:716-738.

Vyas M.V., Garg A.X., Iansavichus A.V., Costella J., Donner A., Laugsand L.E., et al. (2012) *Shift work and vascular events: systematic review and meta-analysis.* "British Medical Journal" 345:e4800-0.

Waziry R., Ryan C.P., Corcoran D.L. et al. (2023) *Effect of long-term caloric restriction on DNA methylation measures of biological aging in healthy adults from the CALERIE trial.* "Nature Aging" 3: 248-257.

Wehrens S.M.T., Christou S., Isherwood C., Middleton B., Gibbs M.A., Archer S.N., Skene D.J., and Johnston J.D. (2017) *Meal Timing Regulates the Human Circadian System.* "Current Biology" 27:1768-1775.e3.

Wilkinson M.J., Manoogian E.N.C., Zadourian A., Lo H., Fakhouri S., Shoghi A., Wang X., Fleischer J.G., Navlakha S., Panda S., and Taub P.R. (2020) *Ten-Hour Time-Restricted Eating Reduces Weight, Blood Pressure, and Atherogenic Lipids in Patients with Metabolic Syndrome.* "Cell Metabolism" 31:92-104.e5.

6. Il ritmo del dolore

Allena M., De Icco R., Sances G., Ahmad L., Putortì A., Pucci E., Greco R., and Tassorelli C. (2019) *Gender Differences in the Clinical Presentation of Cluster Headache: A Role for Sexual Hormones?* "Frontiers in Neurology" Nov. 10:1220.

Bumgarner J.R., Walker W.H. 2nd, and Nelson R.J. (2021) *Circadian rhythms and pain.* "Neuroscience and Biobehavioral Reviews" 129:296-306.

Burish M.J., Chen Z., and Yoo S.H. (2019) *Emerging relevance of circadian rhythms in headaches and neuropathic pain.* "Acta Physiologica" (Oxf) 225:e13161.

Buttgereit F., Smolen J.S., Coogan A.N., and Cajochen C. (2015) *Clocking in: chronobiology in rheumatoid arthritis.* "Nature Reviews Rheumatology" 11:349-356.

Cohen S.P., Vase L., and Hooten W.M. (2021) *Chronic pain: an update on burden, best practices, and new advances.* "Lancet" 397:2082-2097.

Falchi F., Cinzano P., Duriscoe D., Kyba C.C.M., Elvidge C.D., et al. (2016) *The new world atlas of artificial night sky brightness.* "Science Advances" 2:e1600377.

Gilron I., Bailey J.M., Tu D., Holden R.R., Weaver D.F., and Houlden R.L. (2005) *Morphine, gabapentin, or their combination for neuropathic pain.* "The New England Journal of Medicine" 352:1324-1334.

Guzmán-Ruiz M.A., Guerrero-Vargas N.N., Lagunes-Cruz A., González-González S., García-Aviles J.E., et al. (2023) *Circadian modulation of microglial physiological processes and immune responses.* "Glia" 71:155-167.

Inoue K., and Tsuda M. (2018) *Microglia in neuropathic pain: cellular and molecular mechanisms and therapeutic potential.* "Nature Reviews Neuroscience" 19:138-152.

Nielsen C.S., Stubhaug A., Price D.D., Vassend O., Czajkowski N., and Harris J.R. (2008) *Individual differences in pain sensitivity: genetic and environmental contributions.* "Pain" 136:21-29.

Patke A., Murphy P.J., Onat O.E., Krieger A.C., Özçelik T., Campbell S.S., and Young M.W. (2017) *Mutation of the Human Circadian Clock Gene CRY1 in Familial Delayed Sleep Phase Disorder.* "Cell" 169:203-215.e13.

Petraglia F., Facchinetti F., Parrini D., Micieli G., De Luca S., and Genazzani A.R. *Simultaneous circadian variations of plasma ACTH, beta-lipotropin, beta-endorphin and cortisol.* (1983) "Hormone Research" 17:147-152.

Petrovsky N., McNair P., and Harrison L.C. (1998) *Diurnal rhythms of pro-inflammatory cytokines: regulation by plasma cortisol and therapeutic implications.* "Cytokine" 10:307-312.

Raja S.N., Carr D.B., Cohen M., Finnerup N.B., Flor H., et al. (2020) *The revised International Association for the Study of Pain definition of pain: concepts, challenges, and compromises.* "Pain" 161:1976-1982.

Riva P., Williams K.D., and Gallucci M. (2014) *The relationship between fear of social and physical threat and its effect on social distress and physical pain perception.* "Pain" 155(3):485-493.

Roenneberg T., Allebrandt K.V., Merrow M., and Vetter C. (2012) *Social jet lag and obesity.* "Current Biology" 22:939-943.

Segal J.P., Tresidder K.A., Bhatt C., Gilron I., and Ghasemlou N. (2018) *Circadian control of pain and neuroinflammation.* "Journal of Neuroscience Research" 96:1002-1020.

7. Il ritmo del sistema immunitario

Diallo A.B., Gay L., Coiffard B., Leone M., Mezouar S., and Mege J.L. (2021) *Daytime variation in SARS-CoV-2 infection and cytokine production.* "Microbial Pathogenesis" 158:105067.

Durrington H.J., Farrow S.N., Loudon A.S., and Ray D.W. (2014) *The circadian clock and asthma.* "Thorax" 69:90-92.

Hetzel M.R., Clark T.J., and Branthwaite M.A. (1977) *Asthma: Analysis of sudden deaths and ventilatory arrests in hospital.* "British Medical Journal" 1:808-811.

Li P., Zheng X., Ulsa M.C., Yang H.W., Scheer F.A.J.L., Rutter M.K., Hu K., and Gao L. (2021) *Poor sleep behavior burden and risk of COVID-19 mortality and hospitalization.* "Sleep" 44(8):zsab138.

Liu Z., Luo Y., Su Y., Wei Z., Li R., He L., Yang L., Pei Y., Ren J., Peng X., and Hu X. (2022) *Associations of sleep and circadian phenotypes with COVID-19 susceptibility and hospitalization: an observational cohort study based on the UK Biobank and a two-sample Mendelian randomization study.* "Sleep" 45(6):zsac003.

Ray S., and Reddy A.B. (2020) *COVID-19 management in light of the circadian clock.* "Nature Reviews. Molecular Cell Biology" 21:494-495.

Rijo-Ferreira F., Acosta-Rodriguez V.A., Abel J.H., Kornblum I., Bento I.,

Kilaru G., Klerman E.B., Mota M.M., and Takahashi J.S. (2020) *The malaria parasite has an intrinsic clock.* “Science” 368(6492):746-753.
Scheer F.A.J.L., Hilton M.F., Evoniuk H.L., Shiels S.A., Malhotra A., et al. (2021) *The endogenous circadian system worsens asthma at night independent of sleep and other daily behavioral or environmental cycles.* “Proceedings of the National Academy of Science of the United States of America” 118(37):e2018486118.
Shimba A., and Ikuta K. (2020) *Glucocorticoids Regulate Circadian Rhythm of Innate and Adaptive Immunity.* “Frontiers in Immunology” 11:2143.
Smith L.M., Motta F.C., Chopra G., Moch J.K., Nerem R.R., et al. (2020) *An intrinsic oscillator drives the blood stage cycle of the malaria parasite Plasmodium falciparum.* “Science” 368:754-759.
Tuganbaev T., Mor U., Bashiardes S., Liwinski T., Nobs S.P., et al. (2020) *Diet Diurnally Regulates Small Intestinal Microbiome-Epithelial-Immune Homeostasis and Enteritis.* “Cell” 182:1441-1459.e21.
Turner-Warwick M. (1988) *Epidemiology of nocturnal asthma.* “The American Journal of Medicine” 85:6-8.
Wang C., Lutes L.K., Barnoud C., and Scheiermann C. (2022) *The circadian immune system.* “Science Immunology” 7(72):eabm2465.

8. Il tempo e la cura

Boggia J., Li Y., Thijs L., Hansen T.W., Kikuya M., et al. *International Database on Ambulatory blood pressure monitoring in relation to Cardiovascular Outcomes (IDACO) investigators. (2007) Prognostic accuracy of day versus night ambulatory blood pressure: a cohort study.* “Lancet” 370:1219-1229.
Brown S.A., Kunz D., Dumas A., Westermark P.O., Vanselow K., Tilmann-Wahnschaffe A., Herzel H., and Kramer A. (2008) *Molecular insights into human daily behavior.* “Proceedings of the National Academy of Science of the United States of America” 105:1602-1607.
Brown S.A., Zumbrunn G., Fleury-Olela F., Preitner N., and Schibler U. (2002) *Rhythms of mammalian body temperature can sustain peripheral circadian clocks.* “Current Biology” 12:1574-1583.
Crnko S., Du Pré B.C., Sluijter J.P.G., and Van Laake L.W. (2019) *Circadian rhythms and the molecular clock in cardiovascular biology and disease.* “Nature Reviews. Cardiology” 16:437-447.

Hazan G., Duek O.A., Alapi H., Mok H., Ganninger A., Ostendorf E., Gierasch C., Chodick G., Greenberg D., and Haspel J.A. (2023) *Biological rhythms in COVID-19 vaccine effectiveness in an observational cohort study of 1.5 million patients*. "The Journal of Clinical Investigation" 133(11):e167339.

Ince L.M., Barnoud C., Lutes L.K., Pick R., Wang C., et al. (2023) *Influence of circadian clocks on adaptive immunity and vaccination responses*. "Nature Communications" 14(1):476.

Kalmbach D.A., Schneider L.D., Cheung J., Bertrand S.J., Kariharan T., Pack A.I., and Gehrman P.R. (2017) *Genetic basis of chronotype in humans: Insights from three landmark GWAS*. "Sleep" 40:zsw048.

Lane J.M., Vlasac I., Anderson S.G., Kyle S.D., Dixon W.G., et al. (2016) *Genome-wide association analysis identifies novel loci for chronotype in 100,420 individuals from the UK Biobank*. "Nature Communications" 7:10889.

Levi F., and Schibler U. (2007) *Circadian rhythms: mechanisms and therapeutic implications*. "Annual Review of Pharmacology and Toxicology" 47:593-628.

Otasowie C.O., Tanner R., Ray D.W., Austyn J.M., and Coventry B.J. (2022) *Chronovaccination: Harnessing circadian rhythms to optimize immunisation strategies*. "Frontiers in Immunology" 13:977525.

Ruan W., Yuan X., and Eltzschig H.K. (2021) *Circadian rhythm as a therapeutic target*. "Nature Reviews. Drug Discovery" 20:287-307.

Samson D.R., Crittenden A.N., Mabulla I.A., Mabulla A.Z.P., and Nunn C.L. (2017) *Chronotype variation drives night-time sentinel-like behaviour in hunter-gatherers*. "Proceedings of the Royal Society B: Biological Sciences" 284:20170967.

van Diemen J.J.K., Madsen M.C., Vrancken P., de Bie K., van der Bom J.G., et al. (2021) *Evening aspirin intake results in higher levels of platelet inhibition and a reduction in reticulated platelets – a window of opportunity for patients with cardiovascular disease?* "Platelets" 32:821-827.

World Health Organization. (2009) *Immunization coverage factsheet*, 3rd ed. (Geneva: World Health Organization) Available at: https://www.who.int/news-room/fact-sheets/detail/immunization-coverage.

Zhao P., Xu P., Wan C., and Wang Z. (2011) *Evening versus morning dosing regimen drug therapy for hypertension*. "The Cochrane of Database of Systematic Reviews" 2011(10):CD004184.

9. Il ritmo della terza età

Acosta-Rodríguez V.A., Rijo-Ferreira F., Green C.B., and Takahashi J.S. (2021) *Importance of circadian timing for aging and longevity.* "Nature Communications" 12:2862.

Anderson J.A., Campbell K.L., Amer T., Grady C.L., and Hasher L. (2014) *Timing is everything: Age differences in the cognitive control network are modulated by time of day.* "Psychology and Aging" 29:648-657.

Angulo Sevilla D., Carreras Rodríguez M.T., Heredia Rodríguez P., Fernández Sánchez M., Vivancos Mora J.A., and Gago-Veiga A.B. (2018) *Is There a Characteristic Clinical Profile for Patients with Dementia and Sundown Syndrome?* "Journal of Alzheimer's Disease" 62(1):335-346.

Blacher E., Tsai C., Litichevskiy L., Shipony Z., Iweka C.A., et al. (2022) *Aging disrupts circadian gene regulation and function in macrophages.* "Nature Immunology" 23:229-236.

Chen C.Y., Logan R.W., Ma T., Lewis D.A., Tseng G.C., Sibille E., and McClung C.A. (2016) *Effects of aging on circadian patterns of gene expression in the human prefrontal cortex.* "Proceedings of the National Academy of Science of the United States of America" 113:206-211.

Cho K., Ennaceur A., Cole J.C., and Suh C.K. (2000) *Chronic jet lag produces cognitive deficits.* "Journal of Neuroscience" 20:RC66.

Fischer D., Lombardi D.A., Marucci-Wellman H., and Roenneberg T. (2017) *Chronotypes in the US – Influence of age and sex.* "PLoS One" 12:e0178782.

Hattar S., Liao H.W., Takao M., Berson D.M., and Yau K.W. (2002) *Melanopsin-containing retinal ganglion cells: architecture, projections, and intrinsic photosensitivity.* "Science" 295:1065-1070.

Hood S., and Amir S. (2017) *The aging clock: circadian rhythms and later life.* "The Journal of Clinical Investigation" 127:437-446.

Kessel L., Siganos G., Jørgensen T., and Larsen M. (2011) *Sleep disturbances are related to decreased transmission of blue light to the retina caused by lens yellowing.* "Sleep" 34:1215-1219.

Kondratov R.V., Kondratova A.A., Gorbacheva V.Y., Vykhovanets O.V., and Antoch M.P. (2006) *Early aging and age-related pathologies in mice deficient in BMAL1, the core component of the circadian clock.* "Genes & Development" 20:1868-1873.

Lam S.P., Wong C.C., Li S.X., Zhang J.H., Chan J.W., Zhou J.Y., Liu Y.P., Yu M.W., and Wing Y.K. (2016) *Caring burden of REM sleep behavior disorder – spouses' health and marital relationship*. "Sleep medicine" 24:40-43.

Liu R.Y., Zhou J.N., van Heerikhuize J., Hofman M.A., and Swaab D.F. (1999) *Decreased melatonin levels in postmortem cerebrospinal fluid in relation to aging, Alzheimer's disease, and apolipoprotein E-epsilon4/4 genotype*. "The Journal of Clinical Endocrinology & Metabolism" 84:323-327.

Moraes W., Piovezan R.D., Poyares D., Bittencourt L.R., Santos-Silva R., and Tufik S. (2014) *Effects of aging on sleep structure throughout adulthood: a population-based study*. "Sleep Medicine" 15:401-409.

Ruan W., Yuan X., and Eltzschig H.K. (2021) *Circadian rhythm as a therapeutic target*. "Nature Reviews. Drug Discovery" 20:287-307.

Souabni M., Souabni M.J., Hammouda O., Romdhani M., Trabelsi K., Ammar A., and Driss T. (2022) *Benefits and risks of napping in older adults: A systematic review*. "Frontiers in Aging Neuroscience" 14:1000707.

Todd W.D. (2020) *Potential Pathways for Circadian Dysfunction and Sundowning-Related Behavioral Aggression in Alzheimer's Disease and Related Dementias*. "Frontiers in Neuroscience" 14:910.

Warfield A.E., Gupta P., Ruhmann M.M., et al. (2023). *A brainstem to circadian system circuit links Tau pathology to sundowning-related disturbances in an Alzheimer's disease mouse model*. "Nature Communications" 14:5027.

Wolff C.A., Gutierrez-Monreal M.A., Meng L., Zhang X., Douma L.G., et al. (2023) *Defining the age-dependent and tissue-specific circadian transcriptome in male mice*. "Cell Reports" 42(1):111982.

Wu H., Dunnett S., Ho Y.S., and Chang R.C. (2019) *The role of sleep deprivation and circadian rhythm disruption as risk factors of Alzheimer's disease*. "Frontiers in Neuroendocrinology" 54:100764.

Zaki N.F.W., Spence D.W., Subramanian P., Bharti V.K., Karthikeyan R., BaHammam A.S., and Pandi-Perumal S.R. (2020) *Basic chronobiology: what do sleep physicians need to know?* "Sleep Science" 13:256-266.

10. Il tempo e i generi

Adan A., and Natale V. (2002) *Gender differences in morningness-eveningness preference*. "Chronobiology International" 19:709-720.

Baker F.C., Lampio L., Saaresranta T., and Polo-Kantola P. (2018) *Sleep and Sleep Disorders in the Menopausal Transition*. "Sleep Medicine Clinics" 13:443-456.

Cain S.W., Dennison C.F., Zeitzer J.M., Guzik A.M., Khalsa S.B., et al.

(2010) *Sex differences in phase angle of entrainment and melatonin amplitude in humans.* "Journal of Biological Rhythms" 25:288-296.
Duffy J.F., Cain S.W., Chang A.M., Phillips A.J., Münch M.Y., et al. (2011) *Sex difference in the near-24-hour intrinsic period of the human circadian timing system*. "Proceedings of the National Academy of Science of the United States of America" 108(Suppl 3):15602-15608.
Eastman C.I., and Burgess H.J. (2009) *How To Travel the World Without Jet lag*. "Sleep Medicine Clinics" 4:241-255.
Johnson E.O., Roth T., Schultz L., and Breslau N. (2006) *Epidemiology of DSM-IV insomnia in adolescence: lifetime prevalence, chronicity, and an emergent gender difference*. "Pediatrics" 117:e247-256.
Ohayon M.M. (2006) *Severe Hot Flashes Are Associated With Chronic Insomnia*. "Archieves of Internal Medicine" 166:1262-1268.
Santhi N., Lazar A.S., McCabe P.J., Lo J.C., Groeger J.A., and Dijk D.J. (2016) *Sex differences in the circadian regulation of sleep and waking cognition in humans*. "Proceedings of the National Academy of Science of the United States of America" 113:E2730-9.
Talamanca L., Gobet C., and Naef F. (2023) *Sex-dimorphic and age-dependent organization of 24-hour gene expression rhythms in humans*. "Science" 379:478-483.
Van Someren E.J.W. (2021) *Brain mechanisms of insomnia: new perspectives on causes and consequences*. "Physiological Reviews" 101:995-1046.
Zeng L.N., Zong Q.Q., Yang Y., Zhang L., Xiang Y.F., Ng C.H., Chen L.G., Xiang Y.T. (2020) *Gender Difference in the Prevalence of Insomnia: A Meta-Analysis of Observational Studies*. "Frontiers in Psychiatry" 11:577429.
Zhang B., and Wing Y.K. (2006) *Sex differences in insomnia: a meta-analysis*. "Sleep" 29:85-93.
Zhang J., Chan N.Y., Lam S.P., Li S.X., Liu Y., et al. (2016) *Emergence of Sex Differences in Insomnia Symptoms in Adolescents: A Large-Scale School-Based Study.* "Sleep" 39:1563-1570.

11. Il nostro ritmo e lo stile di vita

Adolescent Sleep Working Group; Committee on Adolescence; Council on School Health. (2014) *School start times for adolescents*. "Pediatrics" 134:642-649.
Åkerstedt T., Ghilotti F., Grotta A., Zhao H., Adami H.-O., Trolle-

Lagerros Y., and Bellocco R. (2019) *Sleep duration and mortality – Does weekend sleep matter?* "Journal of Sleep Research" 28:e12712.
Cho K. (2001) *Chronic 'jet lag' produces temporal lobe atrophy and spatial cognitive deficits.* "Nature Neuroscience" 4:567-568.
Dutil C., Chaput J.P. (2017) *Inadequate sleep as a contributor to type 2 diabetes in children and adolescents.* "Nutrition and Diabetes" 7:e266.
Joli J., Buck P., Zipfel S., and Stengel A. (2022) *Post-COVID-19 fatigue: A systematic review.* "Frontiers in Psychiatry" 13:947973.
Longo V.D., and Panda S. (2016) *Fasting, Circadian Rhythms, and Time-Restricted Feeding in Healthy Lifespan.* "Cell Metabolism" 23:1048-1059.
Lufi D., Tzischinsky O., and Hadar S. (2011) *Delaying school starting time by one hour: some effects on attention levels in adolescents.* "Journal of Clinical Sleep Medicine" 7:137-143.
Matsunaga N., Ikeda M., Takiguchi T., Koyanagi S., and Ohdo S. (2008) *The molecular mechanism regulating 24-hour rhythm of CYP2E1 expression in the mouse liver.* "Hepatology" 48:240-251.
Mattson M.P., Allison D.B., Fontana L., Harvie M., Longo V.D., et al. (2014) *Meal frequency and timing in health and disease.* "Proceedings of the National Academy of Science of the United States of America" 111:16647-16653.
Morin C.M., Carrier J., Bastien C., and Godbout R. (2020) *Sleep and circadian rhythm in response to the COVID-19 pandemic.* "Canadian Journal of Public Health" 111:654-657.
Roenneberg T. (2023) *How can social jet lag affect health?* "Nature Reviews Endocrinology" 19:383-384.
Widome R., Berger A.T., Iber C., Wahlstrom K., Laska M.N., Kilian G., Redline S., and Erickson D.J. (2020) *Association of Delaying School Start Time With Sleep Duration, Timing, and Quality Among Adolescents.* "JAMA Pediatrics" 174:697-704.
Wittmann M., Dinich J., Merrow M., and Roenneberg T. (2006) *Social jet lag: misalignment of biological and social time.* "Chronobiology International" 23:497-509.
Wu H., Patterson C.C., Zhang X., Ghani R.B.A., Magliano D.J., Boyko E.J., Ogle G.D., and Luk A.O.Y. (2022) *Worldwide estimates of incidence of type 2 diabetes in children and adolescents in 2021.* "Diabetes Research and Clinical Practice" 185:109785.

Indice